DE

L'EMPHYSÈME PULMONAIRE

CHEZ LES TUBERCULEUX

PAR

Le D* Edgard HIRTZ,

Interne en médecine et en chirurgie des hôpitaux de Paris,
Membre de la Société Anatomique
Medaille de bronze des hôpitaux

PARIS

V -A. DELAHAYE ET C°, LIBRAIRES-ÉDITEURS

Place de l'Ecole-de-Médecine.

1878

DE

L'EMPHYSÈME PULMONAIRE

CHEZ LES TUBERCULEUX

PAR

Le Dr Edgard HIRTZ,

Interne en médecine et en chirurgie des hôpitaux de Paris,
Membre de la Société Anatomique,
Médaille de bronze des hôpitaux.

PARIS

V.-A. DELAHAYE ET Cᵒ, LIBRAIRES-ÉDITEURS

Place de l'Ecole-de-Médecine.

1878

L'EMPHYSÈME PULMONAIRE

CHEZ LES TUBERCULEUX

INTRODUCTION.

Après avoir longtemps admis que la tuberculose et l'emphysème pulmonaires coexistent très-rarement, disent MM. Hérard et Cornil, la plupart des auteurs reconnaissent aujourd'hui que les deux lésions sont fréquemment associées.

Mais si l'existence de l'emphysème dans la tuberculose n'est plus mise en doute, sa physiologie, son anatomie pathologique laissent encore un vaste champ aux investigations.

Par ses rapports si variés avec la phthisie il donne à cette dernière une allure tellement trompeuse, que bien souvent il l'a fait passer inaperçue. Quel est le médecin, en effet, qui n'ait pas considéré, pendant un certain temps au moins, comme un pur emphysémateux tel malade qui n'était qu'un tuberculeux en puissance. L'erreur est aussi grave que difficile à éviter et la quiétude qu'elle entraîne peut devenir fatale.

Aidé de mémoires publiés antérieurement, nous appuyant

sur les observations recueillies pendant notre internat, nous essaierons, après avoir étudié le mécanisme et les lésions de l'emphysème, de mettre en lumière la physionomie variée qu'il imprime à la phthisie pulmonaire.

HISTORIQUE.

Louis, dans son mémoire (Société médicale d'observation, 1837), rapporte un cas d'emphysème aigu généralisé, qui se développa en même temps qu'une tuberculose rapide. Plus loin il relate l'histoire d'une femme qui, entrée à différents intervalles dans son service, ne présenta d'abord qu'un emphysème généralisé avec soupçon de tubercules, et revint plus tard portant au sommet droit des signes non douteux d'une phthisie au premier degré.

Dans le travail de M. Fauvel (Recherches sur la bronchite capillaire suffocante (Soc. méd. d'obs., 1844) nous relevons les observations XVII et XVIII, relatives à deux malades morts de tuberculose aiguë avec distension gazeuse générale des deux poumons.

Gairdner (On the path. anat. of bronchitis (Monthly Journ. of méd. sc., 1850-1851) sur 40 autopsies d'emphysémateux trouva 19 fois, dans près de la moitié des cas, des tubercules.

M. Gallard (Arch. génér. de med., août 1854) publie le premier mémoire qui traite de l'emphysème particulièrement dans la tuberculose. Il affirme que sur 21 sujets observés et présentant de l'emphysème à des degrés divers, 13 avaient des tubercules plus ou moins avancés, depuis le tubercule cru ou crétacé entouré de fines granulations, jusqu'à des cavernes ou de l'infiltration plus ou moins étendue. Les conclusions du travail de M. Gallard portent:

« Qu'il suffit de la présence de tubercules dans un poumon pour y produire de l'emphysème. »

« Que l'emphysème pulmonaire n'exerce aucune influence sur le développement et la marche des tubercules. »

Valleix (t. II) cite, en l'appuyant, l'opinion de M. Gallard.

Notre cher et savant maître, M. Gueneau de Mussy (Arch. génér., 6e Sér, V, nov., 1864), envisage la question à un point de vue très-élevé. Il considère l'emphysème, ou plutôt l'asthme qui l'engendre, comme l'expression de l'arthritisme et l'étudie dans ses rapports avec la tuberculose pulmonaire. Il conclut à une sorte d'antagonisme entre les deux diathèses, qui paraissent s'exclure mutuellement chez certains sujets prédisposés à leur double atteinte.

Un éminent observateur, M. Pidoux, dans son ouvrage sur la phthisie, consacre quelques pages remarquables à cette question d'antagonisme diathésique. Il considère surtout comme antagoniste de la tuberculose cet emphysème lié à l'asthme qui n'est le plus souvent que la manifestation pulmonaire de l'arthritisme et de l'herpétisme. Il le distingue de cet emphysème aigu supplémentaire, vicariant, qui ne fait que masquer les signes de la phthisie sous-jacente et rend, pour ainsi dire, les tubercules inauscultables.

M. le professeur Germain Sée (Art. Asthme du Dict.) pense qu'on ne saurait nier la production de l'emphysème dans les poumons tuberculeux, par suite du développement supplémentaire des alvéoles (Gairdner) et des efforts de toux (Gavarret).

M. Sée ne semble pas favorable à l'idée d'un antagonisme diathésique ; la rareté des tubercules chez les emphysémateux s'expliquerait par l'oblitération des capillaires pulmonaires, qui tend à diminuer la nutrition du poumon.

Les traités de pathologie classiques (Hardy et Béhier, Jaccoud) considèrent la coexistence de la phthisie et de l'emphysème, comme un fait définitivement établi.

MÉCANISME.

Il n'est pas d'affection pulmonaire sur la pathogénie de laquelle on ait émis autant d'opinions et de théories différentes que pour l'emphysème.

Elles peuvent toutes se résumer en deux causes principales.

1° Causes mécaniques.

2° Causes nutritives.

La théorie mécanique la première en date attribue la dilatation alvéolaire à la pression exercée sur les lobules pulmonaires par l'air inspiré ou expiré.

Laënnec, le premier partisan de la théorie de l'inspiration, pense que l'emphysème se développe toujours à la suite de cette variété de bronchite, qu'il appelle le catarrhe sec. Dans cette affection les bronches, dont la muqueuse est plus ou moins gonflée, sécrètent des mucosités visqueuses qui en obstruent le calibre. Ces produits, très-adhérents, séjournent dans les canalicules bronchiques, opposant une barrière au flux et au reflux de l'air qui entre et qui sort. Les forces inspiratrices, très-puissantes pour Laënnec, triomphent de cette espèce de soupape, refoulent contre les parois des alvéoles l'air que les puissances expiratrices plus faibles ne pourront complètement rejeter, et y ajoutent une nouvelle quantité à chaque mouvement respiratoire. Le gaz accumulé se dilate par la chaleur, distend bientôt le lobule en lui faisant perdre son élasticité et finit par le rompre.

Cette théorie est passible de deux objections qui doivent la faire rejeter. La première, c'est que la puissance inspiratrice qu'elle suppose plus forte que l'expiratrice est en réalité plus faible. En effet, Mendelssohn, Hutchinson, Donders ont prouvé que dans la respiration calme, la pression négative de l'inspiration fait en moyenne équilibre à une colonne mercurielle de 2 millimètres et la pression positive de l'expiration à une colonne de 3 millimètres. Quand on effectue des mouvements respiratoires très-profonds, la pression négative de l'inspiration peut atteindre une valeur de 6 centimètres de mercure, et la pression positive de l'expiration une hauteur mercurielle de 9 centimètres.

La seconde objection découle de la théorie de Gairdner, que nous tirons d'une lettre écrite à un journal médical en octobre 1854.

« Je trouve hors de doute, dit-il, que l'expiration ne peut jamais effectuer la dilatation des vésicules, qui a lieu uniquement pendant l'inspiration ». Ce savant médecin, dont les idées ont été adoptées par M. Gallard dans un mémoire très-apprécié datant de 1854 (Archives générales de médecine) et vulgarisées par MM. Hardy et Béhier, et M. le professeur Jaccoud, démontre que les bouchons muqueux dont parlait Laënnec déterminent non point la dilatation vésiculaire, mais bien au contraire l'affaissement des lobules auxquels aboutissent les bronchioles obstruées. La colonne d'air arrivant dans un poumon dont certaines parties sont ratatinées ou affaissées exercera, grâce aux puissances inspiratrices, une pression plus considérable sur les portions perméables de l'organe ; de là l'agrandissement des vésicules et à la suite de leur distension morbide la destruction de leurs parois, en un mot l'emphysème pulmonaire. La dilatation pulmonaire sera proportionnel à l'affaissement, les lobules dilatés, suivant Gairdner, devant combler le vide laissé par ceux qui se trouvent en collapsus.

La théorie compensatrice avait déjà trouvé en France un brillant défenseur. Andral, à propos de l'emphysème chez les tuberculeux s'exprime dans ces termes : « La dilatation des vésicules dans la tuberculisation pulmonaire lui permet de recevoir dans un temps donné une plus grande quantité d'air que dans l'état normal. De là résulte l'établissement d'une sorte de respiration supplémentaire qui peut faire comprendre comment, chez beaucoup de phthisiques dont un grand nombre ds vésicules sont refoulées, comprimées, oblitérées, envahies par les tubercules, la dyspnée est cependant peu considérable. »

Les idées de Gairdner et d'Andral furent vigoureusement attaquées par M. Dechambre (Actes de la Société medicale des hôpitaux, 1855, 3e fasicule). Andral admet le jeu supplémentaire d'un certain nombre de vésicules sans une augmentation de l'amplitude du mouvement inspiratoire. M. Dechambre fait remarquer que cette interprétation ne saurait être admise au nom de la physique : la quantité d'air qui s'introduit dans une inspiration donnée est rigoureusement déterminée par le rapport géométrique qui existe entre le tuyau d'appel et la capacité pulmonaire. La capacité étant diminuée par le dépôt tuberculeux, la masse d'air inspirée diminue proportionnellement, et dès lors les vésicules libres n'ont rien à emprunter aux vésicules oblitérées pour les suppléer dans leurs fonctions. La nécessité habituelle d'inspirations profondes doit donc être une condition présupposée dans la théorie de la respiration supplémentaire.

Nos expériences que nous rapportons plus loin répondent

à cette grave objection en démontrant la réalité d'inspirations exagérées chez les phthisiques emphysémateux.

L'opinion de Gairdner continua cependant à prévaloir.
Confirmée par le professeur Traube, elle fut pendant quelques années universellement adoptée.

En 1857, la théorie de l'expiration vint la détrôner. Edi-
fiée par Jenner, Mendelssohn, plus tard défendue par Waters, elle semble avoir gagné aujourd'hui une majorité considérable de partisans. Waters, pour détruire la théorie de
l'inspiration reprend en d'autres termes l'argumentation
de Dechambre.

Pour lui, l'affaissement d'une partie du poumon n'entraîne pas fatalement une dilatation proportionnelle des lobules restés perméables. L'expansion du thorax est en rapport avec celle du viscère qu'il entoure ; lorsque l'activité
fonctionnelle de l'organe est supprimée en partie, est-il permis de préjuger que la quantité d'air reste la même que
dans le poumon primitivement sain. En adoptant même
cette hypothèse, pourquoi l'air n'est-il pas poussé dans les
lobules avoisinant les parties atélectasiées ? Cette dernière
conséquence, continue l'auteur anglais, liée fatalement à
l'hypothèse d'une compensation, ne se trouve pas réalisée
dans la majorité des cas.

L'argument de Waters subsistait tout entier contre la
théorie de l'expiration. De même que l'inspiration, elle est
incapable de distendre une partie du poumon à l'exclusion
des autres.

A cela Jenner répond : « L'expiration étant principalement accomplie ou du moins considérablement aidée par
les muscles abdominaux qui repoussent en haut le foie, etc.,
et la courbure du diaphragme augmentant notablement en
cet instant, il en résulte que l'air n'est pas seulement

poussé des parties centrales du poumon dans les grosses bronches, puis dans le larynx, mais qu'il est refoulé aussi à la circonférence de l'organe, c'est-à-dire vers les points qui sont le moins comprimés durant l'acte expiratoire.

M. le professeur Jaccoud, le savant commentateur de cette doctrine (Note à la Clinique de Graves), ajoute : que si l'expiration se fait avec effort, et si la glotte est en partie fermée, l'air doit être nécessairement refoulé vers les parties du poumon au niveau desquelles la paroi thoracique offre le moins de résistance, et dans les points qui contiennent normalement le moindre volume d'air. Or, le sommet du poumon répond à la première de ces conditions et le bord antérieur à la seconde ; ainsi se trouvent expliqués le siége de prédilection de l'emphysème et la production de cette lésion dans toutes les affections caractérisées par des quintes de toux, dans la coqueluche, par exemple. A l'appui de cette thèse, M. Jaccoud cite un cas de fistule sternale observé par le professeur Bennett. Chez le malade porteur de cette lesion, on constata que c'était seulement au moment d'une expiration forcée que les poumons venaient faire saillie à travers l'ouverture anormale. Déjà Malgaigne, en 1837, avait montré que, dans les hernies du poumon, c'est l'expiration énergique et brusque qui fait saillir le poumon à travers les plaies pénétrantes du thorax.

Toutes les considérations que nous venons de rapporter, M. Jaccoud les corrobore par des faits d'observation clinique en faveur de la théorie de l'expiration. L'emphysème partiel se développe toutes les fois que l'expiration devenue difficile exige un certain effort ; comme dans les cas d'infiltration tuberculeuse, de rétractions thoraciques occasionnées par des fausses membranes pleurétiques, de compression des bronches par des tumeurs situées au niveau du hile du poumon. Si la théorie de l'inspiration était vraie, la distension des lobules, ajoute le savant professeur, ne devrait pas se rencontrer dans le sommet du poumon, puisque l'inspiration ne peut se faire sentir sur une partie de l'organe qui a perdu son extensibilité; l'emphysème compensateur devrait se produire au niveau des parties saines; puisqu'il n'en est rien la théorie est fausse. Dans la première période de la tuberculose n'est-il pas, au reste, facile d'entendre que l'expiration est plus forte et plus longue, qu'elle exige par conséquent un certain effort. Puisqu'au point même où la dilatation alvéolaire s'est produite, l'inspiration est plus faible et l'expiration plus forte, on ne saurait adopter l'idée d'une inspiration complémentaire.

Il semblerait qu'à la suite de ces débats, qu'après ces arguments brillamment soutenus, la question soit définitivement jugée, et que la théorie de l'expiration soit à jamais constituée sur les ruines de l'emphysème compensateur.

Il n'en est rien, et bon nombre d'observateurs distingués, tant en France qu'à l'étranger, se déclarent les champions convaincus de la théorie de l'inspiration.

Avant de nous ranger sous l'une ou l'autre bannière, qu'il nous soit permis de reproduire encore l'opinion d'un médecin dont la compétence est universellement reconnue. De toutes les théories mécaniques, dit M. Villemin, la plus acceptable est sans contredit celle qui a été patronnée par Mendelssohn, Bennett, Jenner, Waters, et qui repose sur l'action de l'air comprimé dans les poumons pendant l'effort. Cette théorie se présente avec des airs de la plus grande vraisemblance, mais elle est basée sur l'existence d'une toux antérieure persistante et répétée que l'observation clinique est loin de reconnaître toujours. L'objection est des plus sérieuses, et Louis l'avait déjà posée dans son Mémoire.

Aussi, M. Villemin émet-il l'opinion que l'emphysème, pour se produire, exige un terrain spécial primitivement atteint de lésions nutritives sur lesquelles nous reviendrons. Les conclusions de M. Villemin, basées sur l'anatomie pathologique, établissent notre deuxième division : *Emphysème par troubles nutritifs*.

« Bien que nos investigations, dit Waters, ne me mettent pas à même de dire quelle est la nature de la dégénérescence qui détermine la production de l'emphysème, je suis cependant convaincu que la maladie dans ses formes graves est de nature constitutionnelle, qu'un de ses caractères le plus important et peut-être le premier est une mauvaise nutrition du poumon, à la suite de laquelle surviennent la dégénérescence de l'organe et les changements de structure. »

La description de ces lésions de nutrition se trouvera dans le chapitre traitant de l'anatomie pathologique.

Nous arrivons maintenant à des recherches plus personnelles, plus intimément liées à notre sujet, sur le mécanisme de l'emphysème chez les tuberculeux.

Avant de développer nos opinions en faveur de la théorie de l'inspiration, nous nous hâtons de déclarer qu'un éclectisme raisonné nous a paru se rapprocher davantage de la vérité. Nous nous inclinons devant l'opinion d'un certain nombre de pathologistes et nous acceptons la théorie non pas de l'expiration, mais à mieux dire celle de l'effort.

Dans l'effort, en effet, on commence par faire une inspiration profonde, inspiration préalable nécessaire pour qu'on puisse accepter l'opinion dont nous parlons. Elle est destinée à tendre ce ressort constitué par les parois élastiques, et assez puissant pour faire équilibre à une colonne mercurielle de 18 millimètres. C'est à ce moment que les muscles expirateurs interviennent et se contractent avec énergie. A l'instant où ces derniers entrent en action, les lèvres de la glotte se rapprochent et ferment toute issue à l'air. Le poumon comprimé de dehors en dedans par le diaphragme et les côtes, de dedans en dehors par l'air qui distend les vésicules, finit par céder sur quelques points et les cellules dilatées se brisent en nombre plus ou moins considérable.

La barrière pleurale peut même être franchie et l'air alors s'épancher dans le médiastin et de là dans le tissu cellulaire sous-cutané : témoins ces faits rapportés par P. Frank : des accouchements laborieux, des accès hystériques convulsifs ont suffi pour provoquer une infiltration aérienne dans le poumon et dans tout le tissu cellulaire sous-cutané.

Si l'effort agit de la façon que nous venons d'indiquer, l'expiration au contraire n'a qu'un effet, surtout si elle est forcée, c'est de rétrécir autant que possible les alvéoles pulmonaires pour en expulser le résidu de l'air. Le ressort tendu par l'inspiration revient sur lui-même, et il ne viendra à l'idée de personne de soutenir que c'est à ce moment que les muscles expirateurs puissent intervenir pour le briser.

La toux convulsive prolongée et répétée, comme la toux coqueluchoïde dans l'adénopathie bronchique, réalise des conditions physiologiques comparables à celles de l'effort, et retentit comme lui sur le parenchyme pulmonaire.

Examinons maintenant si la théorie de l'inspiration doit être définitivement exclue de la pathogénie de l'emphysème, ou bien si, corroborée par des preuves physiologiques et pathologiques, elle doit reprendre la place qu'elle occupait autrefois.

Expériences physiologiques.

Déjà Troja (*Journal de physique*, Naples 1778), dans des recherches qu'il fit sur l'asphyxie par le charbon, disait que chez les animaux morts les poumons étaient percés. Dans toutes ses expériences nombreuses et précises, les animaux exécutèrent des *mouvements inspiratoires extrêmement profonds*, et comme à vide, c'est-à-dire sans que l'air pût pénétrer dans les poumons. Il est certain, dit Cl. Bernard, en discutant la valeur de ces résultats, que dans ces efforts inspiratoires violents le tissu du poumon tend à se briser, se déchirer. J'ai vu, en effet, que lorsque les animaux respirent dans de telles conditions, leur poumon devient emphysémateux.

La section des nerfs vagues donne lieu aux mêmes lésions, et voici comment l'illustre physiologiste français en comprend le mécanisme : l'opération amène une sorte d'insensibilité pulmonaire d'où il résulte que l'animal ne sait plus limiter ses efforts respiratoires à la capacité des poumons. J'ai constaté directement, ajoute-t-il, que la capacité inspiratoire d'un lapin est beaucoup plus grande après la section des pneumogastriques qu'à l'état normal, cette dilatation exagérée des poumons amène bientôt, chez les mammifères, surtout s'ils sont jeunes, des ruptures qu'on peut voir à l'œil nu.

L'emphysème peut donc se produire par le simple effet d'expansion pulmonaire qui détermine la dilatation extrême de la cage thoracique. N'est-ce pas l'action brusque et violente des muscles inspirateurs qui rendra compte, ainsi comprise, de cet emphysème qui se trouve à l'autopsie des noyés, des asphyxiés et de toutes les personnes mortes suffoquées par privation d'air ? N'est-ce pas là cet emphysème qu'avait signalé Troja chez les animaux faisant des mouvements inspiratoires exagérés, *en quelque sorte à vide ?* — La résistance qu'oppose le tissu pulmonaire à une force excentrique analogue à celle des muscles inspirateurs, peut être calculée d'une manière approximative.

Une note très-intéressante que-nous devons à l'obligeance de notre ami Benech, médecin distingué de l'armée, vient à l'appui de notre assertion. A l'occasion de recherches entreprises pour étudier l'effet de la méthode dite d'aspiration sur le parenchyme pulmonaire, il établit l'expérience suivante, qui prouve qu'une aspiration relativement peu considérable suffit à amener la rupture des alvéoles pulmonaires.

Il plonge dans un bocal rempli d'eau les poumons d'une chèvre récemment sacrifiée. Il recouvre le vase d'un couvercle en verre exactement luté, ne laissant passer par un orifice que le conduit trachéal. Puis il met en communication avec le liquide la petite branche d'un siphon en caoutchouc dont la grande extrémité se rend dans une éprouvette graduée en centimètres cubes.

L'éprouvette elle-même peut se mouvoir par une vis mobile le long d'une tige graduée en centimètres. La tige supporte un curseur qui permet d'apprécier les variations de hauteur de l'orifice d'écoulement du siphon.

On soumet le poumon par l'intermédiaire du liquide à une aspiration progressive, et voici les phénomènes que l'on observe :

Dans les aspirations faibles la quantité d'eau écoulée est relativement peu considérable.

Jusqu'à une aspiration mesurée par une hauteur de

siphon de 15 centimètres, il s'écoule à peine 9 centimètres cubes d'eau en moyenne. Lorsque la hauteur du siphon dépasse 30 centimètres, on voit le poumon se dilater lobule par lobule par une sorte de déplissement qui gagne successivement toute la surface, et l'on voit s'écouler des quantités considérables de liquide, variant avec le poids du poumon. Enfin, si l'on donne au siphon une hauteur de plus en plus considérable, on voit les lobules s'amincir et le poumon devenir emphysémateux. *A une hauteur de 90 centimètres la rupture des vésicules se produit* et la quantité d'eau écoulée peut être évaluée à 1500 centimètres cubes. Sur ces 1500 centimètres, il s'en écoule 1200 environ pendant les aspirations obtenues par une hauteur de siphon variant de 30 à 45 centimètres ; les 300 autres sont obtenus : 100 pour les aspirations qui ont une mesure inférieure à 30 centimètres, et les 200 centimètres cubes restant pour les aspirations dont la mesure est supérieure à 45 centimètres.

Désireux d'étudier à fond la théorie mécanique de l'emphysème, nous avons tâché de le produire artificiellement sur des animaux. Les résultats obtenus soumis à une interprétation rigoureuse et plusieurs fois contrôlés viennent confirmer l'opinion des partisans de l'inspiration.

Première expérience. — Lapin de taille moyenne assez vigoureux : respirations — 132. Nous dénudons la trachée dans une certaine étendue, et nous produisons par une ligature un certain degré de rétrécissement de ce conduit. L'animal se débat ; immédiatement après l'amplitude des mouvements respiratoires augmente, en même temps que leur nombre tombe de 130 à 90. Les jours suivants, un peu de tirage ; le thorax se dilate par une inspiration particulièrement énergique ; l'expiration est plus longue, légèrement sibilante, et ne s'accompagne pas d'une tension bien marquée des parois abdominales. L'animal cesse de manger le huitième jour et meurt le neuvième au soir.

A l'autopsie : Poumons volumineux. Emphysème généralisé, extra-lobulaire tout le long des bords antérieurs et à la périphérie de la base de l'organe. Petits points ecchymotiques sous la plèvre viscérale, principalement à la base des deux poumons et sur leur surface externe. Les oreillettes, principalement la droite, sont distendues par des caillots noirâtres.

Deuxième expérience. — Faite dans les mêmes conditions sur un lapin peu vigoureux. Mort quatre jours après ; resp. de 128 à 92, après l'opération. Efforts inspiratoires.

A l'autopsie : Poumons moins distendus. Emphysème extra-lobulaire très-marqué sur les bords antérieurs. Petites ecchymoses sous-pleurales.

Ainsi, sur les deux animaux en expérience, l'emphysème mécanique s'est produit assez rapidement. Les mouvements inspiratoires étaient manifestement exagérés ; l'excursion du diaphragme se faisait dans ses limites les plus étendues. Il nous était défendu cependant de donner des conclusions prématurées sur la valeur de son action.

L'obstacle existait, en effet, aussi bien à l'entrée de l'air qu'à sa sortie ; le diaphragme ou les muscles expirateurs pouvaient déterminer la dilatation alvéolaire.

Aussi, dans des expériences ultérieures, avons-nous cherché à supprimer l'action du muscle inspirateur par excellence, afin de laisser aux puissances expiratrices un champ d'action bien défini.

Hirtz.   2

Toutes nos recherches ont été faites dans le laboratoire de M. le professeur Vulpian à qui nous témoignons toute notre gratitude. Nous remercions également M. Bochefontaine, chef du laboratoire de physiologie pathologique, qui a bien voulu nous diriger dans des vivisections assez délicates.

Troisième expérience. — Lapin vigoureux, ligature incomplète de la trachée, destinée à diminuer le calibre du conduit.

Section des racines des deux nerfs phréniques au-dessous des veines jugulaires, le plus près possible de l'ouverture supérieure de la cage thoracique.

Ralentissement des mouvements respiratoires. Dilatation thoracique manifestement diminuée. Dyspnée qui va en augmentant les jours suivants. L'animal ne succombe qu'au bout de huit jours.

A l'autopsie : Poumons peu volumineux. Points nombreux d'atélectasie à la base des deux poumons, et sur les bords. Noyau d'apoplexie de la grosseur d'une noisette dans le lobe inférieur du poumon droit. Pas de traces d'emphysème.

Quatrième expérience. — Faite dans les mêmes conditions. Résultats analogues.

Cinquième expérience. — Ligature de la trachée. Sur le lapin en expérience, nous pensions avoir coupé les deux nerfs phréniques, et nous trouvâmes à l'autopsie le poumon gauche beaucoup plus volumineux que l'autre. Il présentait de l'emphysème extra-lobulaire sur toute la hauteur des bords tranchants. Ecchymoses sous-pleurales sur la surface externe du lobe inférieur.

Le poumon droit, au contraire, était relativement affaissé. Atélectasie principalement à la base de l'organe. Pas d'emphysème, pas d'ecchymoses sous-pleurales.

En vérifiant, ce que nous avons toujours fait, si la section des nerfs avait été bien pratiquée, nous trouvâmes le nerf diaphragmatique intact dans ses principales racines.

Est-il nécessaire d'accumuler les preuves physiologiques du développement de l'emphysème produit sous l'influence d'une contraction réflexe exagérée des muscles inspirateurs, particulièrement du diaphragme?

Dans le *domaine pathologique* les exemples ne manquent pas.

L'emphysème constitutionnel, en admettant les lésions nutritives comme lésions prédisposantes, ne succède-t-il pas le plus souvent à la névrose asthmatique. En décomposant l'accès ne retrouve-t-on pas comme phénomène initial une contraction tétaniforme des muscles inspirateurs (M. Germain Sée, art. *Asthme* du Dictionnaire.) L'asthme produit ainsi un emphysème transitoire contemporain de l'accès; l'emphysème définitif ne se développe que peu à peu; il est le résultat de ces dyspnées intermittentes fréquemment répétées.

On trouvera à la fin du travail une observation qui a pour nous la valeur d'une véritable expérience physiologique. Elle a été publiée par notre maître M. Aug. Ollivier.

Il s'agit d'un malade adulte, entré dans le service de Natalis Guillot, comme affecté de phthisie pulmonaire et laryngée. — Au bout de quelques jours il se développe un œdème de la glotte; la dyspnée augmente avec ce mode caractéristique d'une *inspiration extrêmement pénible* et d'une expiration relativement facile. Sous l'influence de cette complication, l'emphysème pulmonaire se produit rapidement, une alvéole distendue se rompt, et le malade succombe avec un emphysème sous-cutané généralisé.

Chez les tuberculeux tout concourt à faire de l'acte inspirateur la cause déterminante de l'emphysème.

Le collapsus d'un certain nombre de vésicules crée dans la cavité pleurale, surtout au moment de la dilatation thoracique, un vide que d'autres alvéoles sont chargées de combler. C'est ainsi que souvent on voit dans la bronchiopneumonie par exemple, autour des parties atélectasiées, une vraie couronne de lobules emphysémateux.

Des adhérences partielles de la plèvre pulmonaire avec la plèvre costale peuvent également créer l'emphysème *ex-vacuo* par suite d'un certain retrait du poumon.

Enfin l'adénopathie bronchique, si fréquemment liée à la tuberculose, comme l'a prouvé M. Gueneau de Mussy, peut devenir une cause déterminante de l'ectasie et de la rupture alvéolaire (Observation Menière. Obs. XVII).

La bronchite et les quintes de toux qu'elle provoque jouent évidemment un rôle dans la pathogénie de l'affection que nous étudions. Cependant Louis a fait remarquer que l'emphysème peut s'établir chez beaucoup de malades sans qu'on trouve de catarrhe pulmonaire, en remontant même assez haut dans leur passé. La bronchite n'est donc pas l'antécédent obligé de l'emphysème.

ANATOMIE PATHOLOGIQUE.

Laënnec, qui le premier fit une étude approfondie de l'emphysème pulmonaire, décrivait séparément l'emphysème vésiculaire et l'interlobulaire.—Piedagnel (Recherches anatomiques et physiologiques sur l'emphysème du poumon, 1829) semblait ne pas admettre la dilatation lobulaire, et avançait que « l'emphysème n'est autre chose que l'air contenu dans le tissu cellulaire du poumon. » Plus tard M. Bouillaud vint ajouter, aux deux variétés de Laénnec, l'emphysème sous-pleural.

On réunit généralement aujourd'hui dans une même description : 1° la simple dilatation des vésicules, 2° leur rupture, 3° l'infiltration de l'air dans le tissu cellulaire interlobulaire et sous-pleural.

Ces divisions, comme le professait Andral, sont purement théoriques ; la symptomatologie est incapable d'en faire apprécier les variétés.

L'emphysème secondaire lié à la tuberculose se présente sous des aspects variables que nous rattachons à trois formes principales, suivant que l'emphysème est aigu ou chronique, qu'il est généralisé ou localisé.

A. — *Emphysème partiel chronique. - Phthisie en voie d'évolution.*

Cette variété se trouve à l'autopsie de la grande majorité des tuberculeux. Toutes les périodes de la phthisie comportent la dilatation alvéolaire secondaire, on la retrouve à la limite des foyers caséeux, à la périphérie des excavations, dans une étendue peu considérable.

Le bord antérieur et la périphérie de la base des poumons sont de préférence le siége d'un emphysème lobulaire, et fréquemment même interlobulaire.

Souvent dans ces points d'élection plusieurs cellules sont déchirées, communiquent entre elles, et forment des espèces d'appendices de la grosseur d'un chènevis à celle d'une noisette. A les toucher légèrement ils donnent la sensation de duvet caractéristique, mais une pression plus forte les rompt, et provoque leur affaissement. Dans certains cas on peut faire cheminer tout le long des bords antérieurs les bulles d'air épanchées entre les cloisons alvéolaires. Le siége de prédilection de l'emphysème interlobulaire au niveau de l'adossement des deux feuillets de la plèvre est dû probablement à une laxité plus grande du tissu conjonctif. Sur des poumons hépatisés par la pneumonie tuberculeuse, la dilatation alvéolaire existe à peine.

Les adhérences des poumons aux plèvres costales sont la règle chez les individus qui meurent de tuberculose pulmonaire.

Nous avons remarqué que la dilatation des vésicules était très-limitée chez tous les sujets morts avec des adhérences *générales* des deux poumons.

L'emphysème était au contraire porté au plus haut degré, lorsque les adhérences étaient bornées à l'un des lobes, ou bien à une partie peu considérable de leur surface.

Louis avait remarqué que chez des sujets où l'emphysème était à son maximum sur les bords tranchants, les adhérences avaient lieu à la partie postérieure des poumons.

Au reste, ce n'est pas seulement dans l'emphysème supplémentaire que les adhérences pleurales semblent jouer un grand rôle. Dans l'emphysème constitutionnel idiopathique (*emphysema substantivum* des Allemands), les adhérences des poumons aux plèvres sont fréquentes au point que Louis les a trouvées 30 fois sur 36 cas. Chez aucun de ces sujets, ajoute l'illustre médecin, il n'y avait d'adhérences universelles des deux poumons, encore que dans beaucoup de cas la dilatation des vésicules fût universelle.

Les *bronches* sont fréquemment le siége de catarrhe chronique ; mais il nous a été très-rarement donné de retrouver dans leur calibre ces bouchons muqueux dont parle Giardner.

B. — Emphysème généralisé chronique. Tuberculose
stationnaire.

Louis et d'autres auteurs ont trouvé dans des poumons complètement emphysémateux des tubercules ou des granulations grises demi-transparentes. M. Gallard dans son mémoire cite également des cas où la dilatation alvéolaire était très-étendue, et la lésion tuberculeuse relativement limitée. Nous avons plusieurs fois rencontré sur des sujets morts d'affections intercurrentes, des poumons emphysémateux, portant dans leur sommet des vestiges d'une phthisie ancienne arrêtée dans son évolution.

L'histoire complète fait défaut chez tous les malades et ne permet pas de remonter au début de l'affection tuberculeuse. Il est facile de s'expliquer en lisant les observations qui se rapportent à cette forme spéciale de phthisie emphysémateuse, la pénurie des documents anatomo-pathologiques, opposée à leur richesse clinique.

Les sujets atteints de cette forme lente, et souvent latente, de tuberculose, se présentent rarement à la clinique hospitalière ou bien viennent échouer à des intervalles considérables dans des services différents, à la période ultime d'une maladie qui leur avait permis jusque-là de se livrer à leurs travaux habituels.

Le tableau manque d'ensemble, et les incidents si intéressants du début restent forcément dans l'ombre.

L'observation V de notre travail est un des rares exemples où la confirmation malheureuse de l'amphithéâtre a pu compléter le diagnostic clinique.

Des adhérences pleurales peu résistantes existaient aux sommets des deux poumons et dans toute la hauteur de la gouttière costo-vertébrale. Les poumons eux-mêmes faisaient une saillie notable au moment de l'ouverture du thorax. Celui du côté gauche recouvrait presque complètement le péricarde par son bord antérieur. La surface des deux organes présentaient disséminés des îlots blanchâtres de dilatations lobulaires. Cette forme d'emphysème donnait à la surface des poumons un aspect irrégulier qui tenait à ce que certains lobules dilatés se trouvaient à côté d'autres atélectasiés et ratatinés que l'insufflation distendait assez facilement.

Les sommets, les bords tranchants, la partie antérieure de la base étaient plus particulièrement atteints d'emphysème. Toutes ces portions possédaient une certaine mollesse et donnaient aux doigts cette sensation de duvet toute particulière qu'a indiquée Laènnec.

Les deux lobes supérieurs, mais principalement le lobe gauche, renfermaient un nombre assez considérable de granulations grises du volume d'une tête d'épingle.

Le poumon droit, à côté de granulations, présentait des tubercules caséeux de la grosseur d'un pois, au nombre de dix ou douze. La partie postérieure des lobes inférieurs était congestionnée, et laissait écouler à la coupe du sang noirâtre spumeux.

Pas de traces de pneumonie lobaire ni lobulaire.

L'oreillette et le ventricule droits étaient manifestement dilatés. Les valvules sigmoïdes et mitrale étaient souples; cette dernière n'offrait qu'une plaque jaune d'athérome de peu d'épaisseur au niveau du sinus sigmo-mitral.

Les lésions de tuberculose urinaire auxquelles le malade a succombé se trouveront décrites à la fin de l'observation.

Nous ferons remarquer que les bronches étaient le siége d'un catarrhe léger; nous n'y avons découvert aucun bouchon muqueux. Leur calibre n'était pas augmenté. On pourrait, en effet, penser *à priori*, disait Louis, qu'il existe une certaine communauté d'affections entre les vésicules pulmonaires et la dernière extrémité des bronches; que, quand les cellules sont dilatées, les bronches le sont aussi dans une certaine proportion. Toutefois, et le fait avait déjà été indiqué par Laénnec, il n'en est pas ainsi. Dans les autopsies d'emphysémateux faites par Louis, les bronches avaient leur volume ordinaire.

Dans l'emphysème chronique que l'on étudie principalement sur des préparations sèches, on trouve les alvéoles d'un infundibulum confondues entre elles, les parois disparues et atrophiées. Les cavités à la coupe prennent le volume d'un grain de millet, d'un pois et d'un haricot. Bourgery, dans son *Anatomie de l'homme*, a figuré ces petites cavernules de forme irrégulière, de grandeur variable, à l'intérieur desquelles flottent de petits filaments transparents et ténus, débris des cloisons qui ont été rompues.

Pour M. Villemin, la lésion anatomique qui caractérise l'emphysème est une sorte d'inflammation chronique des parois alvéolaires aboutissant à la destruction de ces membranes, à la raréfaction du tissu du poumon, après avoir passé par une première phase hypertrophique plus ou moins durable.

Le mécanisme de la perforation a été diversement interprété.

Pour M. Villemin, qui nie l'existence de l'épithélium pulmonaire, les noyaux du tissu conjonctif de la paroi s'hypertrophient, deviennent granuleux, puis graisseux. Sous l'influence de cette transformation granulo-graisseuse, la paroi devient plus friable, il se forme des pertuis qui laissent communiquer des alvéoles voisins jusque-là indépendants.

L'épithélium pulmonaire est démontré aujourd'hui par les imprégnations de nitrate d'argent. Les cellules dont il est formé montrent souvent des granulations graisseuses sur leur protoplasma autour du noyau d'après Rindfleisch. L'auteur allemand (1871, a. a. o. § 413) décrit une atrophie des fibres élastiques et des parois, et une métamorphose régressive des vaisseaux. Le vaisseau se rétrécit de plus en plus, et le cours du sang se ralentit, puis cesse d'une façon définitive. Ce qui résiste le plus longtemps, dit Rindfleisch, ce sont les branches principales de l'artère pulmonaire.

Paul Uhle et Ernest Wagner (Handb der allgem. Pathologie, 2, aufl., p. 386, 1864) décrivent une prolifération granuleuse des noyaux cellulaires. Ces noyaux comprimeraient les capillaires pour les laisser plus ou moins perméables.

Rainey (Brit. med. Journal, juni 1868) admet, comme M. Villemin, une dégénérescence primitive des parois.

D'après *Bayer*, la prolifération anormale des cellules se-

raît non pas la cause, mais la conséquence de l'ectasie alvéo
laire.

Isaakson (Schmidt. Jahrb. 1864) a trouvé dans l'emphysème le nombre des vaisseaux des parois alvéolaires
beaucoup plus faible ; il a montré des transformations pathologiques dans l'endothélium des capillaires.

Il paraît donc démontré aujourd'hui que l'emphysème
chronique possède ses lésions propres, primitives pour les
uns, secondaires pour les autres.

C'est à M. Villemin qu'on doit les premières études et les
plus complètes en cette matière.

C. — *Emphysème aigu généralisé dans la phthisie rapide.*

Louis, après avoir énoncé que l'emphysème présente généralement une marche essentiellement chronique, cite
pourtant un fait détaillé qui autorise, avec plusieurs observations personnelles, la division que nous avons établie.

Obs. VI. — Du mémoire de Louis. — Femme de 38 ans, se plaignant
de céphalalgie qui la tourmente depuis trois ans, entrée le 16 novembre 1832. La céphalalgie céda à un vésicatoire à l'occiput. Jusqu'au
6 janvier, rien de remarquable, la malade, examinée, interrogée tous
les jours, n'accusa de malaise, de douleur dans aucun point, mangea
bien, ne restant à l'hôpital qu'à raison d'un reste de faiblesse non encore entièrement dissipé.

6 janvier, au soir. Hémoptysie légère.

Le 7. Hémoptysie plus considérable. Râles sous-crépitants accompagnés de râles sonores à la partie antérieure de la poitrine. Nouvelles
hémoptysies le 14 et le 15. Dyspnée très-forte jusqu'au 30 ; la malade
reste assise dans son lit.

Percussion de la poitrine, plus sonore, sous, sus et derrière la clavicule droite, qu'à gauche. Râles sous-crépitants dans toute la hauteur
a droite, en arrière et à gauche plus tard. Bruit respiratoire rude au

niveau de la racine des bronches pendant plusieurs jours. Voix éteinte le 1er février; sueurs copieuses à partir de ce jour.

Le 4. Assoupissement, mort en quelques heures.

A *l'autopsie*, on trouva *un emphysème général des deux poumons*, très-prononcé, un peu plus encore au sommet droit qu'au sommet gauche, *avec dilatation universelle des bronches* et des *tubercules* dont l'abondance et la grosseur vont en diminuant du sommet à la base de l'organe.

La marche rapide de la dilatation des bronches, de celle des vésicules pulmonaires et du développement des tubercules étant bien constatée, il faut remarquer que les autres organes étaient sains.

Les poumons étaient parfaitement libres et volumineux.

Chez les enfants, nous avons vu que toutes les affections aiguës des voies respiratoires s'accompagnent d'un degré plus ou moins considérable d'emphysème.

Dans la tuberculose aiguë, M. Blache, M. Roger rapportent différents exemples où l'emphysème pulmonaire était arrivé à un degré tel que plusieurs vésicules avaient provoqué par leur rupture un emphysème consécutif du médiastin et du tissu cellulaire sous-cutané. (Roger, Mém. cité.)

L'aspect extérieur des poumons envahis diffère, dans la dilatation chronique et aiguë, des alvéoles. La couleur du tissu pulmonaire boursouflé, dans le premier cas, ainsi que l'a fait remarquer Niemeyer, est très-foncée, et ce sont principalement quelques endroits à forme irrégulière qui sont pigmentés de noir, par suite de la transformation en mélanine de l'hématine renfermée dans les capillaires.

Dans l'emphysème aigu, la coloration est excessivement pâle et rouge clair.

A un premier examen, on voit les alvéoles très-dilatés, de forme irrégulière, atteignant parfois le volume d'un grain de chènevis ou d'un pois.

L'ectasie alvéolaire occupe, en général, les régions pul-

monaires les moins envahies par les granulations tuberculeuses ; elle siége de préférence le long des bords tranchants.

Parfois un lobe tout entier présente la coloration blan-
châtre, la sensation de duvet caractéristique. Nous avons
vu, dans un cas, le lobe moyen tout entier du poumon droit
dilaté outre mesure. On y voyait des groupes de vésicules
de la grosseur d'une petite noisette situées à la surface du
poumon, constituées évidemment par la réunion de plusieurs vésicules rompues.

Parfois les poumons, comme dans l'observation de
M. Blache (obs. XX), présentent des îlots d'emphysème
intra-vésiculaire parfaitement indépendants de la plèvre.
Entre ces îlots se trouvent des points blanchâtres nombreux et très-rapprochés : tubercules miliaires.

Tous les degrés de la lésion ectasique se retrouvent dans
cette forme aiguë : emphysème vésiculaire, interlobulaire
et sous-pleural.

Ainsi, la plèvre peut être soulevée par places et comme
insufflée, sillonnée par de petits canaux blanchâtres. Lorsqu'on comprime ces derniers, l'air chemine tantôt de l'un à
l'autre, tantôt disparaît dans le parenchyme (obs. XX).

Les lésions inflammatoires du poumon sont plus rares
dans cette forme de tuberculose que dans certaines phthisies d'allure extrêmement rapide où un lobe tout entier peut
être hépatisé. Le tissu pulmonaire présente à la coupe des
granulations grises demi-transparentes qui vont généralement en diminuant du sommet à la base.

Plus rarement, les lobes supérieurs renferment des tubercules caséeux de volume variable. Enfin, M. Fauvel
(*Recherches sur la bronchite capillaire suffocante*, loc. cit.)

a signalé de petites cavernules qui avaient creusé les sommets des deux poumons (obs. XX).

La *dilatation aiguë des bronches* semble coïncider plus souvent avec la forme aiguë qu'avec la forme chronique de l'emphysème tuberculeux (obs. XV, XVI).

Ménière (*Arch. gén. de méd.*, 1824) a trouvé dans le lobe supérieur de chaque poumon de petites cavernes sinueuses qui étaient dues à l'ulcération des tuyaux bronchiques (obs. Mén. obs. XVIII).

Les ganglions sont d'ordinaire très-volumineux parfois, dégénérés en matière tuberculeuse. Ils peuvent comprimer les gros tuyaux bronchiques, constituer un obstacle à la libre circulation de l'air, et jouer un rôle important dans le mécanisme de l'emphysème.

Sous l'influence d'une gêne persistante de la respiration, les cellules dilatées peuvent se rompre et l'air faire irruption dans la cavité pleurale : il se produira de cette façon un pneumothorax.

L'emphysème du médiastin n'exige pas une rupture alvéolaire et s'explique par un mécanisme bien décrit par Ozanam (loc. cit.). L'air épanché sous la plèvre rencontre sur son passage les gaînes des vaisseaux pulmonaires et celles des tuyaux bronchiques (Roger), et comme le tissu cellulaire qui les entoure est beaucoup moins résistant que le tissu du poumon, l'épanchement aérien s'y ouvre un facile passage. En suivant les gaînes celluleuses, l'air arrive peu à peu jusqu'à l'origine des bronches, s'infiltre derrière la trachée et sort ainsi de la poitrine comme les vaisseaux sans avoir rompu la plèvre.

Il n'est pas toujours facile de constater la déchirure, ainsi que le prouve une observation de Ménière (obs. XVIII). Natalis Guillot est parvenu à insuffler et à gonfler plusieurs fois les poumons malades, ce qui démontrait clairement que l'air ne s'échappait que par des ouvertures imperceptibles.

ÉTIOLOGIE.

Le mécanisme que nous venons d'étudier explique, dans une large mesure, l'emphysème supplémentaire aigu dans la tuberculose confluente, et chronique partiel dans la phthisie ulcéreuse étendue à une grande partie du parenchyme pulmonaire.

Mais comment comprendre cet emphysème chronique généralisé chez des malades dont les poumons sont à peine envahis par quelques granulations (obs. V), ou bien chez qui la phthisie s'est arrêtée après avoir creusé une portion restreinte des lobes supérieurs (obs. XIII)? S'agit-il toujours dans ces cas d'une coïncidence diathésique, d'un asthme arthrique et d'une tuberculose se rencontrant et se livrant pour ainsi dire bataille sur le champ pulmonaire?

L'influence de l'asthme dans les observations de M. Gueneau de Mussy, de M. Pidoux est indéniable, mais comment se rendre compte de cet emphysème antagoniste chez certains tuberculeux dont les antécédents et l'état actuel sont impuissants à dénoncer le vice diathésique? (Obs. XII, XIII.)

Questions difficiles à résoudre, à moins qu'on n'admette que la dilatation alvéolaire générale par elle-même peu favorable à l'évolution tuberculeuse, peut être provoquée par d'autres causes. — Les faits analogues à ceux qu'ont signalés MM. Pidoux et de Mussy s'observent surtout dans la classe aisée souvent marquée du cachet arthritique. Ils sont rares dans la pratique hospitalière, ainsi que Denjoy l'avait remarqué (thèse de Paris, 1862). Nos malades atteints de la double lésion que nous étudions, étaient souvent des ouvriers exposés par leur travail, pendant de longues années, à des poussières minérales, végétales ou animales. Ne pourrait-on pas trouver dans cette donnée étiologique une condition favorable au développement de la phthisie emphysémateuse ?

L'effet des poussières sur le développement de l'une ou l'autre lésion n'est pas douteuse.

Vernois (*Ann. d'hyg.*, Paris, 1858, t. IX) a trouvé que chez les charbonniers, les uns-meurent phthisiques, les autres emphysémateux.

Hirt (Krankheiten des Arbeiter, 1872) établit, par ses statistiques, que l'emphysème et la phthisie sont beaucoup plus fréquents chez les artisans exposés aux poussières et particulièrement aux poussières minérales.

Certaines pneumokonioses comparables à la phthisie semblent débuter par une première période emphysémateuse. (Nous renvoyons à ce propos au remarquable mémoire de notre ancien maître, le professeur Feltz de Nancy).

Chez les mouleurs en cuivre (Valleix), la même période emphysémateuse est signalée. Quoi qu'il en soit, si la cause première de l'emphysème chronique généralisé nous échappe quelquefois, il nous a été donné de constater, dans nos recherches pneumographiques, une condition éminemment favorable à sa production. Nous voulons parler de ces efforts puissants et exagérés d'inspiration sur lesquels nous avons déjà longuement insisté.

DIVISION.

L'emphysème chez les tuberculeux peut se présenter sous

trois formes principales que nous avons étudiées au point de vue des lésions.

L'emphysème aigu.

L'emphysème chronique généralisé, et partiel.

Le premier, plus fréquent dans la tuberculose aiguë peut cependant se développer sous l'influence de certaines causes dans la tuberculose chronique.

L'emphysème chronique généralisé se lie toujours à une tuberculose latente ou stationnaire.

Quant à l'emphysème chronique partiel, dénué d'intérêt clinique, il se trouve dans la plupart des autopsies de phthisiques, ainsi que M. Gallard l'avait indiqué.

Nous diviserons ces variétés d'emphysème suivant leur ordre de fréquence en :

Emphysème chronique partiel dans la tuberculose ulcéreuse en voie d'évolution.

Emphysème chronique généralisé dans la tuberculose stationnaire.

Emphysème aigu généralisé dans la tuberculose rapide.

SYMPTOMATOLOGIE.

A. — Emphysème chronique partiel dans la phthisie
ulcéreuse en voie d'évolution.

Nous avons traité assez longuement de cette forme en parlant de ses lésions anatomiques. Au point de vue clinique, cet emphysème peu étendu ne joue qu'un rôle épisodique et tout à fait accessoire dans la maladie principale,

Hirtz. 3

maïs, comme l'a dit M. Gallard, il n'en existe pas moins, au même titre que ces pleurésies si fréquentes dans les cas de tubercules.

Nous ne nous y arrêterons pas ; mais il est un incident que nous devons signaler dans l'évolution de la phthisie chronique avec emphysème partiel : c'est l'apparition d'un emphysème aigu généralisé qui vient en quelque sorte se greffer sur la dilatation chronique partielle (obs. XXI, XXII, XXIII). Cette complication, produite sous l'influence d'un obstacle prolongé à la respiration (œdème de la glotte) ou bien de quintes de toux violentes et répétées, peut masquer pour un moment les signes d'une tuberculose antérieurement évidente à l'auscultation. Elle est d'un effet fâcheux sur l'état général, augmente la dyspnée sans arrêter les progrès de la lésion destructive. Elle peut même devenir un danger immédiat, lorsque la cause qui l'a provoquée persiste. L'emphysème vésiculaire peut arriver rapidement en effet à ses dernières limites : les alvéoles distendus se rompent, l'air s'infiltre dans le tissu cellulaire, sous la plèvre, peut faire irruption dans la cavité pleurale, dans le médiastin et de là dans le tissu cellulaire sous-cutané (voy. Sympt. de l'emph. aigu). Cette pneumatose généralisée devient une gêne dans les fonctions de l'hématose et entraîne fatalement l'asphyxie (obs. XXIII).

B. — *Emphysème chronique généralisé.*
Tuberculose latente.

Si l'emphysème a été souvent pris pour une phthisie au début, l'erreur inverse est malheureusement trop fréquente et très=difficile à éviter.

Les auteurs du Compendium, Fournet, Valleix, semblent considérer le diagnostic comme assez facile pour un observateur attentif. Le siége général des signes de l'un, et le siége local des signes de l'autre ; l'absence des modifications de timbre dans les bruits respiratoires des malades pris d'emphysème ; la constitution, la santé habituelle, l'embonpoint de ces derniers, ordinairement bien conservés, l'absence chez eux de phénomènes généraux contrastant avec les circonstances opposées chez les phthisiques, etc. ; enfin l'examen attentif de la marche de la maladie aplaniront les doutes et raffermiront le diagnostic d'abord hésitant.

Les difficultés se dressent beaucoup plus nombreuses, lorsque l'emphysème se complique de tuberculose, et que cette dernière se dérobe sous les traits rassurants de la première affection.

L'emphysème, en effet, peut être à tel point développé dans cette forme de tuberculose latente qu'il imprime à la maladie complexe son type particulier.

Le tuberculeux ne semble à première vue qu'un asthmatique hors la loi. Son histoire ne se rapporte qu'incomplètement à la marche clinique de l'une ou l'autre affection. Les incidents de sa vie pathologique semblent plutôt appartenir à l'asthme. Les signes d'auscultation et de percussion, certains symptômes fonctionnels seuls pourraient mettre sur la voie du diagnostic; mais leur recherche exige un examen approfondi.

Le plus souvent devant « des finesses stéthoscopiques » plus d'un médecin a une fatale tendance à se laisser aller à son impression primitive.

La configuration du thorax, sa sonorité, les bruits respiratoires, la dyspnée, les accès nocturnes de suffocations, l'amendement des symptômes généraux tout concourt à tromper un premier examen.

Configuration du thorax. — La poitrine prend la conformation globuleuse signalée par Laënnec. Les espaces intercostaux quoique élargis, loin d'être effacés comme dans les épanchements pleurétiques. sont souvent plus fortement prononcés qu'à l'ordinaire (Stokes). Louis a, le premier, appelé l'attention sur l'existence d'une saillie qu'on rencontre très-fréquemment et qui a pour siége la région située en arrière et au-dessus des clavicules. — Nous reviendrons sur ce point à propos du diagnostic. En même temps que ce soulèvement sus-claviculaire il en est un autre sur lequel M. Voillez a appelé l'attention, c'est celui de la région cléido-mamelonnaire commençant ordinairement sous l'une et l'autre clavicule pour se continuer inférieurement jusqu'au mamelon. Chez les phthisiques emphysémateux la saillie peut n'exister que d'un seul côté et se trouver remplacée par une dépression du côté opposé.

Sonorité du thorax. — Dans la grande majorité des cas (obs. I, II, III, etc.) les parois thoraciques rendent à la percussion un son général clair, comparable, comme on l'a dit, à celui que l'on retrouve dans le pneumothorax. Cette sonorité peut s'étendre à toute la hauteur de la poitrine aussi bien en avant qu'en arrière, avec la même intensité au-dessus et au-dessous des clavicules.

A la percussion on sent une élasticité plus grande, *sauf dans les points limités d'induration pulmonaire* où l'on peut constater une tonalité plus élevée (obs. I, II, IV). Les vibrations sont diminuées quand on applique la main sur les parois, et la lésion tuberculeuse sous-jacente à l'emphysème est le plus souvent impuissante à augmenter leur intensité.

Auscultation. — En appliquant l'oreille sur la poitrine du malade on trouve une diminution notable du bruit respiratoire. Ce phénomène, comme le fait remarquer M. Gavarret pour l'emphysème simple, contraste singulièrement avec la résonnance exagérée du thorax et les grands efforts inspiratoires du malade. L'inspiration, en effet, ainsi que Fournet l'a parfaitement décrit (Recherches cliniques sur l'auscultation des organes respiratoires, t. I) est brusque, brève, produite par une sorte de mouvement convulsif dans lequel le thorax tout entier et comme d'une seule pièce est fortement soulevé, les parties latérales inférieures de la poitrine opérant presque à elles seules le mouvement de dilatation. La durée moyenne de ce mouvement peut être représentée par 3. L'expiration se produit par un mouvement graduel d'affaissement, lent et prolongé, dont la durée moyenne comparative a été représentée par 9 (Fournet). Elle s'accompagne souvent d'un sibilus fin particulier à l'emphysème (Louis), et *dans les cas douteux, d'un bruit soufflant, un peu rude ou râpeux dans les sommets qui doit éveiller l'attention* (obs. I, III, VIII).

Les râles sous-crépitants de Louis, crépitants secs à grosses bulles de Laënnec, sont plutôt liés à l'existence d'une bronchite, d'un catarrhe concomitants. Lorsque les râles sous-crépitants ou sibilants sont manifestement plus nombreux dans les sommets que dans les parties inférieures des poumons, M. Fauvel les considère à juste titre comme suspects.

Dans certains cas, et suivant l'époque de la maladie où l'on ausculte la poitrine, les signes de tuberculose peuvent se manifester plus clairement sous cette enveloppe emphysémateuse, par *des craquements nets au moment de l'in-*

spiration ou de l'expiration (obs. III), par une tonalité plus élevée à la percussion et même une matité absolue. Parfois même la lésion phymateuse, enrayée et stationnaire, a pu aller jusqu'à la fonte et l'excavation du tissu pulmonaire. On peut être très-surpris, dans ces circonstances, de trouver chez un malade qui présentait les signes rationnels d'un asthme, avec les manifestations stéthoscopiques d'un emphysème généralisé, une caverne plus ou moins étendue (obs. XI).

Nous rapporterons, à ce propos, le fait suivant observé par M. Pidoux.

Obs. I. — (Observation de M. Pidoux.)

Madame M..., 74 ans, affectée d'un catarrhe bronchique disséminé avec spasme (asthme humide), depuis plus de dix ans. Il est impossible de voir une femme de cet âge plus forte et mieux conservée. Je suis appelé près d'elle à Paris au commencement de l'année 1867. D'après les symptômes généraux et même les symptômes locaux, qu'on appelle rationnels, j'étais loin de croire ce que l'auscultation et la percussion allaient m'apprendre. Indépendamment de la dyspnée, de l'expectoration abondante opaque et quelquefois sanguinolente, indépendamment des rhonchus muqueux et sibilants existant dans toute la poitrine, mais surtout à droite, je trouve tout le sommet de ce poumon mat, et j'y perçois des craquements humides très-nombreux et très-caractéristiques.

Un mois après je suis témoin de plusieurs petites hémoptysies. Au mois de juillet, Madame M.... vient aux Eaux-Bonnes. Malgré une irritabilité bronchique excessive, eau thermale bien supportée.

Madame M.... est née de parents forts et rhumatiso-goutteux. Elle-même d'une stature et d'une corpulence haute et large comme chez les arthritiques éprouve souvent et depuis longtemps des rhumatalgies musculaires et articulaires. Elle est d'ailleurs *asthmatique*.

Il a fallu l'auscultation pour révéler une tuberculose au deuxième degré existant sans d'autres symptômes, depuis beaucoup d'années, contre-balancée dès lors par l'arthritisme, et limitée *depuis longtemps* par la bronchite spasmodique et l'emphysème.

Dyspnée. — Ce symptôme manque rarement dans la phthisie emphysémateuse, que l'emphysème soit primitif, qu'il soit consécutif ou concomitant. Louis considère la dyspnée lorsqu'elle remonte à l'enfance chez les phthisiques comme un effet de l'emphysème. « J'ai rapporté, dit-il (loc. cit.), dans mes recherches sur la phthisie, que, chez la neuvième partie des phthisiques observés par moi, la dyspnée existait depuis l'enfance, qu'il n'était pas possible néanmoins de l'attribuer aux tubercules chez ces sujets, dont plusieurs avaient dépassé l'âge de 60 ans. » La dyspnée habituelle est sujette à des exacerbations nocturnes qui constituent de véritables accès d'asthme (obs. I, II, V, VIII).

Ces accès de dyspnée sont souvent les premières manifestations de la tuberculose latente.

« Depuis quelques années, dit M. Sée (loc. cit.), j'ai vu cinq fois des oppressions intermittentes d'abord apyrétiques simuler l'asthme pendant un ou deux ans ; c'étaient déjà cependant les signes de tubercules, car les malades maigrissaient ou perdaient leurs forces, et bien que l'auscultation ne révélât que des râles sibilants avec emphysème, la dépression générale de l'organisme ne tarda pas à justifier mes craintes. »

On voit, en parcourant la symptomatologie concise que nous avons essayé de tracer, combien la tuberculose latente emphysémateuse prend l'aspect et les signes fonctionnels de l'emphysème constitutionnel.

DIAGNOSTIC.

Nous n'insisterons pas sur la forme emphysémateuse où la lésion tuberculeuse stationnaire a des signes manifestes à l'auscultation (obs. VIII, IX, X, XI).

Il suffit dans ces cas d'un examen tant soit peu attentif pour arriver au diagnostic.

Il en est tout autrement chez ces malades, où la poitrine est globuleuse et sonore partout, qui ont d'ailleurs peu maigri et opposent à [l'auscultation des signes de prime abord négatifs.

Plusieurs symptômes importants doivent guider le clinicien dans cette voie difficile du diagnostic. Nous insisterons particulièrement sur les suivants : l'*hémoptysie*, une *fièvre d'allure* spéciale, l'*amaigrissement*, sans oublier l'*hippocratisme* et certains *symptômes périphériques*, qui peuvent acquérir parfois une haute valeur.

La percussion et l'auscultation ordinaire pratiquées avec soin ne suffiront pas toujours à entraîner la conviction et devront s'aider de *recherches plessimétriques*, que nous indiquerons en dernier lieu.

Le *crachats* dans l'emphysème simple sont plus au moins mousseux, aérés, semblables à une solution de gomme, quelquefois perlés et nacrés.

Lorsqu'il existe en même temps un catarrhe des bronches, ils peuvent devenir opaques, verdâtres, et même légèrement striés de sang. Mais jamais, d'après les auteurs du *Compendium*, il ne survient d'hémoptysie véritable, à moins qu'il n'existe des tubercules pulmonaires. C'est là un fait d'autant plus digne de remarque que les efforts considérables que fait le malade pour expectorer sembleraient devoir provoquer l'hémoptysie.

Lebert dit également que dans le cours de l'emphysème, tant qu'il est essentiel, il n'y a pas de tendance aux hémoptysies.

M. Pidoux attache une valeur considérable à l'apparition de ce symptôme. L'hémoptysie pour lui n'est pas un accident ordinaire de la diathèse arthritique, ni même d'autre maladie quelconque. « Craignez, dit-il, la seule maladie qui prenne cette forme, et faites attention à la phthisie. »

L'*amaigrissement* progressif est d'une grande importance dans le diagnostic différentiel. Un emphysémateux qui dépérit, perd ses forces, doit, même en l'absence de signes fournis par l'exploration de la poitrine, inspirer de graves soupçons de tuberculose.

Nous appellerons l'attention sur une *manifestation fébrile particulière* à la tuberculose latente que nous étudions. Ce n'est pas cette fièvre des phthisiques avérés, hectique et ordinairement quotidienne, avec son stade de sueurs particulièrement prononcé. Elle est au contraire irrégulière dans son apparition, se montrant seulement tous les 4, 5, 8 jours, accompagnée de céphalalgie vive et d'une sensation de fatigue extrême.

Les trois stades sont bien marqués : le frisson débute dans l'après-midi ; la période de chaleur dure une grande partie de la nuit, et le lendemain matin, on trouve le malade un peu en moiteur dans son lit (obs. II, XII).

Sur le malade qui fait le sujet de l'observation II, le tracé thermométrique indiquait quatre ou cinq jours de calme parfait, puis un jour de fièvre montant le soir à 39º et 39º,5, le matin à 38º.

Le doigt hippocratique est, d'après es recnercnes de M. Esbach, une très-grande présomption en faveur de la phthisie présente ou à venir, à la condition qu'il n'y ait au cœur rien de notable (thèse de Paris 1876). Nous l'avons observé chez plusieurs de nos malades (Obs.).

Quant aux *symptômes périphériques*, qui peuvent d'autre façon éclairer le diagnostic, ils sont constitués par la tuberculose urinaire et génitale (Obs. V).

On devra examiner avec soin les testicules, et quelquefois même la prostate, interroger la miction, etc.

Pour certains signes tirés de la percussion et de l'auscultation, nous ne saurions mieux faire que de laisser la parole à notre vénéré maître, M. Gueneau de Mussy. Nous avons observé avec lui, pendant notre internat en 1876, les malades dont il est question, qui répondaient exactement au type que nous étudions. L'auscultation plessimétrique (Mémoire de 1876, G. de M.) est intervenue utilement pour corroborer le diagnostic, avec les signes *d'adénopathie bronchique* qu'on avait trouvée antérieurement.

« La complication d'emphysème, en rendant le diagnostic plus obscur, me paraît augmenter l'opportunité du signe que j'étudie. J'ai traité dans mon service, pendant les mois de janvier et février 1876, quatre malades qui, avec les signes caractéristiques de l'emphysème, présentaient ou avaient présenté des symptômes de tuberculisation pulmonaire. Les deux premiers étaient deux hommes d'une quarantaine d'années, franchement asthmatiques et emphysémateux; tous deux, avant le développement de l'emphysème, avaient eu des hémoptysies abondantes accompagnées, chez l'un, de toux, de fièvre, de sueurs nocturnes; ces derniers phénomènes avaient disparu, mais la toux ne cessait pas dans l'intervalle des accès d'asthme.

La poitrine était sonore des deux côtés, mais *la tonalité était notablement plus aiguë* au sommet droit ; on constatait en même temps de la *submatité et de l'élévation de tonalité* dans la région ganglionaire droite, en avant et en arrière, *avec diminution de l'élasticité.*

« Le sibilus rude, qui remplaçait le murmure vésiculaire absent, était plus aigu à droite qu'à gauche. Quand je percutais légèrement le sternum au niveau de son échancrure supérieure, l'oreille, appuyée sur la région sus-épineuse gauche, percevait dans toute l'étendue de cette région un frémissement métallique très-net et très-distinct; à droite, on l'entendait également, excepté sur une étendue de 2 à 3 centimètres, où il était nul chez l'un, très-affaibli chez l'autre et remplacé par un son de tonalité aiguë.

Cette interruption limitée de la transsonnance d'un seul côté, ne me paraît guère explicable que par une induration centrale du sommet droit. Mais, pour constater cette transsonnance, il fallait percuter, soit sur le point du sternum que j'ai indiqué, soit sur le bord antérieur de la clavicule, de manière que l'onde sonore traversât le noyau induré.

« Si je percutais la partie moyenne du sternum, la vibration métallique reparaissait; l'onde sonore, suivant une direction oblique de bas en haut, passait très-probablement derrière le noyau. »

L'auscultation plessimétrique, en l'absence d'autres signes physiques bien manifestes, pourra, lorsqu'elle sera appuyée sur des symptômes rationnels de tuberculose, devenir un précieux moyen de diagnostic.

M. Gueneau de Mussy a fait remarquer également que dans l'emphysème de même que dans la pleurésie, la région sus-claviculaire était soulevée pendant la toux par les sommets du poumon dont la tension est augmentée. Les adhérences pleurales si fréquentes chez les tuberculeux peuvent empêcher ce soulèvement d'un côté ou de l'autre, enretenant le poumon.

Disons, en terminant, qu'il est de toute nécessité d'ausculter *souvent* les emphysémateux, chez lesquels certains indices peuvent faire craindre une tuberculose latente. Qu'on se rappelle le cas cité par Louis (obs. X). Dans un premier examen on peut constater tous les signes de l'emphysème; plus tard, ils deviennent moins évidents, finissent même par disparaître complètement. On concevra ce changement par le progrès de l'affection tuberculeuse qui pourra envahir dans un certain espace de temps, toutes ou presque toutes les parties occupées primitivement par l'emphysème.

C. — *Emphysème aigu généralisé dans la tuberculose rapide.*

Cette variété donne une physionomie spéciale à ces formes de phthisies aiguës asphyxiantes où la confluence des tubercules n'empêche pas cependant la dilatation des alvéoles de la surface du poumon. Elle n'est pas accompagnée de phénomènes inflammatoires et congestifs aussi marqués que dans la tuberculose aiguë à forme asphyxique décrite par M. Colin, par M. Laveran et leurs élèves. Les alvéoles pulmonaires non comprimés se dilatent et forment un emphysème supplémentaire. Cet emphysème, dit M. Pidoux, a pour effet décevant de diminuer la matité, et de priver le médecin de plusieurs éléments de diagnostic. Cela ne fait que prolonger le caractère latent ou dissimulé de l'affection.

Le début peut en imposer pour une sorte d'asthme aigu;

mais pour un observateur attentif et bien averti, cette dyspnée n'a pas la forme de celle de l'asthme. Le malade fait *des efforts d'inspiration* bien plus violents, bien plus extrêmes que dans celui-ci, et l'expiration au lieu d'être forcément longue, convulsive, et de fatiguer les puissances expiratrices, comme dans l'asthme, est au contraire courte, formée par un repos très-bref des muscles expirateurs.

Le malade fait appel à toutes ses forces inspiratrices ; il paraît respirer d'autant plus vainement qu'il fait plus d'efforts pour introduire l'air dans ses poumons mécaniquement incapables de le recevoir. La respiration n'est pas sifflante, stridente, à bruit de tempête comme dans l'asthme où les vésicules et les bronches capillaires sont affectées d'une contraction spasmodique plus ou moins intense.

On ne perçoit qu'un bruit respiratoire court, confus, comprimé, très-inégal, incomplet ici, très-incomplet plus loin, ailleurs presque nul. Dans certains points le bruit d'expansion insuffisante est remplacé [par un petit râle sous-crépitant très-fin et très-humide qui ressemble à un bruit d'écume pressé dans la main.

La *percussion* donne aussi une sonorité très-inégale.

La *face* est d'un pâle grisâtre plombé ; et ce qui ne permet pas la confusion avec l'asthme où la face est congestionnée, bouffie, la poitrine globuleuse, le cou dilaté et tuméfié, c'est que dans la phthisie aiguë asphyxiante, le malade maigrit tous les jours, et n'est pas moins exténué par la cachexie et le marasme que par la suffocation.

Le tableau magistral de M. Pidoux s'applique spécialement à certaines formes de tuberculose suraiguë qui étouffent le malade dans l'espace de quelques jours.

Il est pourtant plusieurs symptômes, sur lesquels nous

appellerons l'attention, qui peuvent particulièrement éclairer le *diagnostic*, au milieu de tous les signes douteux que
l'emphysème imprime à la tuberculose. Ce sont *l'hémoptysie, la dyspnée* et *la fièvre.*

Dans la forme asphyxique (thèses de Christy, 1876, de
Bayart, 1877), les hémoptysies franches sont rares. Plus
souvent on trouve signalés des crachats soit pituiteux, soit
colorés par du sang rouge. Dans nos observations de
phthisie aiguë, emphysémateuse, l'hémoptysie s'est mon-
trée abondante et répétée. Il en a été de même dans le cas
suivant observé par notre ami et collègue Alfred Jean.

Homme de 40 ans, menuisier, travaillant dans une atmosphère rem-
plie de poussières très-fines. Il entre à l'hôpital dans le service de
M. Dieulafoy le 13 mars 1877.

L'aspect du malade est celui d'un emphysémateux ; sa poitrine est
globuleuse, et les creux sous-claviculaires n'existent presque plus.
Depuis trois ans il a maigri notablement, et depuis trois mois, il a eu
deux hémoptysies abondantes. Depuis quinze jours, il est très-oppressé
et atteint de véritables accès d'asthme. Dans toute la poitrine l'inspiration est humée, l'expiration soufflante.

Il y a des râles ronflants et sibilants disséminés, pas plus nombreux
aux sommets qu'aux bases. A la partie moyenne du poumon gauche,
on entend du souffle tubaire avec résonnance de la voix. Les crachats
sont muco-purulents.

Le 16. L'oppression a diminué, le malade a dormi toute la nuit. Le
soir, la céphalalgie est vive et la fièvre intense.

Le 17. Hémoptysie ; grande oppression ; râles sous-crépitants très-
fins à gauche.

Le 19. Crachats sanguins et purulents, grande oppression, hémoptysie abondante.

Le 20. Palpitations violentes. Asphyxie véritable. Mort le soir.

A l'entrée de ce malade le diagnostic avait été très-embarrassant
Notre malade était emphysémateux sans aucun doute, mais était-il
tuberculeux ? Sur ce dernier point les avis étaient partagés.

L'*autopsie* démontra à gauche, au milieu du poumon, l'existence d'une
petite caverne ancienne, des tubercules caséeux en assez grande abon-

dance, et de plus une éruption de granulations miliaires récentes. Emphysème étendu aux bords antérieurs, aux sommets.

La *dypsnée* se montre avec les caractères de l'asthme ; mais les différences, qu'a si bien fait ressortir M. Pidoux, dans le mode respiratoire, doivent imposer la reserve à l'observateur. Le premier aspect du malade, l'examen de la poitrine ne révélant que des signes de bronchite et d'emphysème peuvent le maintenir dans une funeste erreur. Cependant, la dyspnée augmente (obs. XIV), indique un rétrécissement de plus en plus considérable du champ respiratoire ; l'orthopnée arrive avec ses crises asphyxiques et ne saurait longtemps tromper sur l'issue fatale de l'affection. Cette progression d'accidents n'existe pas dans l'emphysème simple, accompagné même de bronchite intense, où l'on voit peu à peu la dyspnée s'amender et la respiration prendre un caractère moins alarmant, à la suite du rejet de mucosités abondantes.

La *marche de la température* peut acquérir une importance considérable. Elle est un des principaux caractères de la tuberculose aiguë, et peut être très-vive même en dehors de toute complication inflammatoire (Louis-Graves Wunderlich–Jaccoud).

M. Ch. Bouchard (Gaz. hebdom. 1868) a signalé une fièvre continue avec des rémissions à peine appréciables le matin. Le professeur Brunniche a observé fréquemment le type inverse de température caractérisé par une ascension thermométrique plus marquée le matin que le soir.

Il ressort des faits précédents, qu'en présence d'un malade dont les crises pseudo-asthmatiques et les phénomènes stéthoscopiques pourraient en imposer pour un emphysème, on devra assigner la plus haute valeur diagnostique et pronostique : 1° à l'hémoptysie, 2° au mode respiratoire, 3° à la fièvre.

Chez l'enfant, nous avons vu que l'emphysème généralisé dans la phthisie aiguë est fréquemment observée. Sa symptomatologie se confond avec celle de la bronchite capillaire, et son existence semble ne se révéler que par son degré excessif : la rupture des alvéoles distendues. La première manifestation *de l'emphysème souscutané* apparaît dans les cas les plus fréquents sur les côtés du cou, et dans les cavités maxillo-zygomatiques. L'air épanché décolle la graisse qui tapisse cette cavité, la refoule de toutes parts et soulève la peau des joues sous forme d'une tumeur lisse, arrondie, brillante (Ozanam).

Cette tumeur est ferme, élastique au toucher, si l'air n'a pénétré que par des ouvertures étroites. Si au contraire la communication avec les parties profondes s'opère largement, la tumeur de la joue s'affaisse par la pression. Bientôt l'infiltration aérienne s'étend sur le cou tout entier, sur la poitrine, les bras, puis sur le ventre et le dos, et peut enfin gagner tout le corps (Obs. XVII, XIX, XX, XXIII).

Chez l'adulte, la complication d'emphysème sous-cutané, toujours fatale, est beaucoup plus rare. Dans l'observation XXIII elle s'était produite sous l'inflence d'une gêne extrême de la respiration provoquée par œdème de la glotte.

Nous ne parlerons pas de l'emphysème dans la phthisie des vieillards. Nous ne l'avons trouvé signalé dans aucun traité de pathologie sénile, et l'excellent travail de Moureton (Étude sur la tuberculisation des vieillards, thèse de Paris, 1863), n'en fait pas mention.

PNEUMATOMÉTRIE.

Il semble démontré aujourd'hui que, dans les affections pulmonaires en général, et dans la phthisie et l'emphysème en particulier, il est essentiel de déterminer l'état des forces respiratoires.

La dynamométrie pulmonaire étudiée par Hutchinson, en France par le D' Bergeon, de Lyon (1869), a reçu une nouvelle impulsion par les travaux de Waldenburg.

Les résultats suivants, auxquels est arrivé ce médecin, se trouvent relatés dans le travail de Küss (Pneumatométrie et pneumothérapie, Nancy 1876) :

1º La force de pression inspiratoire diminue la première dans la phthisie, la pneumonie, les affections pleurales, les rétrécissements de la trachée et du larynx.

2º La force de pression expiratoire diminue la première dans l'emphysème pulmonaire et dans les maladies qui le provoquent (asthme, bronchite).

3º Quelle que soit la force respiratoire qui diminue la première, son affaiblissement amène fatalement celui de sa congénère, mais *le changement de rapports* entre les deux se maintient toujours.

Waldenburg considère les recherches pneumatométriques comme d'excellents moyens de diagnostic dans certaines affections thoraciques. Convaincu, à l'école de notre maître M. Brouardel, de l'utilité des méthodes exactes, nous nous sommes adressé à deux moyens principaux d'investigation : la pneunomatométrie et la pneumographie.

Nous indiquerons les resultats que nous avons obtenus

Hirtz.   4

avec le pneumatomètre de Waldenburg, après avoir donné au préalable les chiffres normaux des pressions respiratoires.

Etat normal.

La *moyenne* de la force de *pression inspiratoire* chez des adultes *bien portants* est de 70 à 100 millim.

La moyenne de la force de *pression expiratoire* à la suite d'une inspiration profonde et calme est de 80 à 120 millim.

Phthisie pulmonaire.

Force de pression inspiratoire de   20-30 à 60 millim.

expiratoire   60 à 80 millim.

Emphysème pulmonaire.

Force de pression inspiratoire   50-100-120 millim.

expiratoire   40-60-80 millim.

Tuberculose latente à forme emphysémateuse.

(Recherches faites avec le pneumatomètre Waldenburg et l'embout nasal.)

I. --- Homme de 35 ans, vigoureux, taille moyenne, profession de tailleur de pierres. Poitrine globuleuse. (*Voy.* Obs. I.)

Force de pression inspiratoire   60 millim.

expiratoire   50 millim.

Tuberculose stationnaire à forme emphysémateuse. Signes d'excavation.

II. — Homme de 51 ans, maçon, constitution robuste, de grande taille, poitrine globuleuse. (*Voy.* Obs. XIII.)

Force de pression inspiratoire   70 millim.
            expiratoire   60 millim.

Tuberculose à forme emphysémateuse en voie d'évolution.

III. — Homme de 39 ans, maçon, taille moyenne, bien charpenté, poitrine globuleuse. (*Voy.* Obs. XII.)

Force de pression inspiratoire   55 millim.
            expiratoire   60 millim.

On voit, d'après les recherches I et II que l'état des puissances respiratoires est sensiblement le même chez les simples emphysémateux et ceux qui sont en puissance de tuberculose latente ou stationnaire ; l'inspiration se montre en effet plus puissante que l'expiration.

Cependant il faut remarquer que *le rapport* entre les pressions inspiratoire et expiratoire diffère dans les deux cas:

Si la force de pression inspiratoire est supérieure, elle ne l'est que de 10 millim. à la force de pression expiratoire. Dans l'emphysème constitutionnel, la différence est de 20, 30 et 40 millim. de MERCURE.

Doit-on attacher une grande importance à cet écart léger dans le rapport des pressions pour ce qui concerne l'emphysème tuberculeux?

Il serait prématuré de l'affirmer, et nous nous contenterons d'enregistrer le fait.

La recherche III nous semble intéressante : elle nous

montre un malade franchement emphysémateux considéré pendant longtemps comme un simple asthmatique. Il revint dans le service à deux ans d'intervalle. La dynamométrie pulmonaire indique un phthisique ; la force de pression inspiratoire est inférieure à l'expiratoire de 5 millim.

Et, en effet, la tuberculose est en évolution, l'auscultation révèle des craquements nets et persistants, et le malade maigrit.

Nous nous garderons de tirer, quant à présent, les conclusions de nos résultats pneumatométriques dans la phthisie emphysémateuse. Des observations ultérieures nous permettront peut-être de vérifier l'exactitude de ces premières données.

Nos résultats obtenus dans la phthisie et l'emphysème simples concordent avec ceux de Waldenburg.

Il est bon de faire remarquer que, pour se servir du pneumatomètre, il faut s'entourer de certaines précautions :

La plupart des malades, en aspirant par l'embout buccal, font des mouvements de succion qui exagèrent l'ascension de la colonne mercurielle. Il nous a semblé préférable de faire respirer, dans nos expériences, par l'embout nasal pour éviter l'inconvénient que nous signalons.

PNEUMOGRAPHIE.

En 1855, Vierordt et Ludwig publiaient sur les mouvements respiratoires un mémoire dans lequel ils reproduisaient un certain nombre de tracés des mouvements du thorax pendant la respiration (Vierord et G. Ludwig. Beitrage zur Lehre von den Athembewegungen. Archiv. für Physiolog. Heilk, 1855, t. XIV).

Il est difficile de tirer de leur travail des conclusions qui aient quelque intérêt au point de vue des conditions qui modifient le caractère de la respiration.

Plus tard M. Marey, simplifiant et améliorant les procédés d'expérimentation, les rendit plus abordables à la pratique médicale.

Il employa d'abord pour l'étude des mouvements respiratoires le cylindre élastique, qu'il remplaça plus tard par on pneumographe.

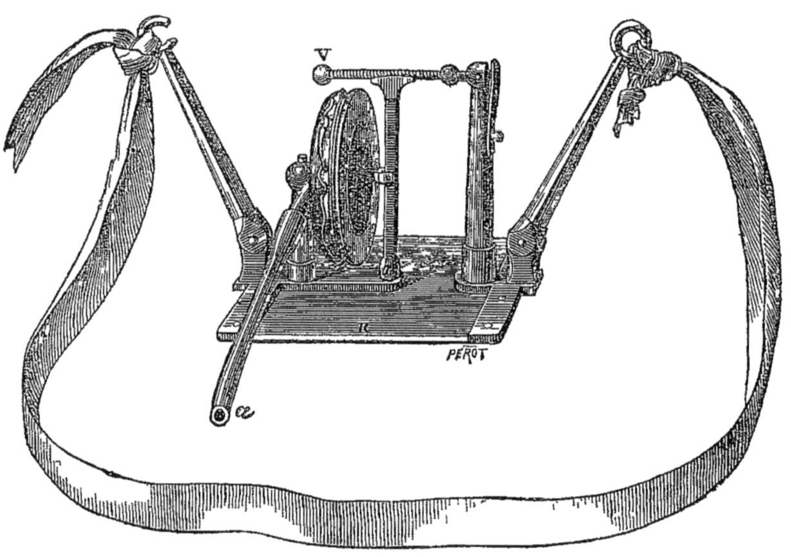

Pneumographe de M. Marey.]

La plaque (R) du pneumographe est solidement fixée sur le sternum un peu au-dessus de l'appendice xyphoïde, au moyen d'un cordon qui fait le tour de la poitrine.

Le tambour du pneumographe se relie par un tube en

caoutchouc (*a*) à un appareil inscripteur (polygraphe) dont le levier marque sur un cylindre tournant (à régulateur Faucault) la courbe respiratoire.

Dans chaque courbe l'*ascension* correspond à l'*expiration*, la *descente* à l'*inspiration*. Les tracés se lisent de gauche à droite. Avec le pneumographe de M. Marey, le sujet en expérience n'est pas obligé, comme dans les recherches de Vierordt, de rester couché sur le dos ; il peut indifféremment prendre toutes les attitudes.

Pour lire un tracé il faut tenir compte de plusieurs éléments qu'il représente :

1° De la fréquence de la respiration.

2° De son rythme.

3° De l'amplitude du tracé.

La fréquence dont la moyenne peut être évaluée à 16,3 R par minute, subit, dans certaines maladies, des modifications que nous signalerons.

Le rythme est le rapport de durée entre l'inspiration et l'expiration. Plusieurs auteurs avaient admis des pauses à la fin de chacun de ces deux temps. Les tracés de M. Marey prouvent qu'elles ne sont pas réelles.

L'amplitude d'un tracé s'évalue par la hauteur verticale de l'inspiration ou de l'expiration que l'on veut mesurer. Elle a peu de valeur par elle-même, d'après le savant professeur du collége de France, et peut varier suivant le mode d'application de la ceinture, suivant la sensibilité de l'appareil à levier, etc. Cependant, une fois que l'appareil est adapté, l'amplitude reste fixe si la respiration est régulière et ne se modifie qu'avec les mouvements respiratoires euxmêmes. L'amplitude des différentes courbes d'un tracé permet, toutes choses égales d'ailleurs, d'en déduire l'amplitude des mouvements qui les ont produites.

M. Marey a étudié les influences qui modifient les caractères de la respiration; Il est arrivé aux conclusions suivantes :

Fréquence. — L'étroitesse des voies respiratoires diminue la fréquence de la respiration, la compression extérieure de la poitrine l'augmente.

Amplitude. — L'amplitude de la respiration augmente sous l'influence d'un obstacle au passage de l'air.

Rythme. — La respiration, sous l'influence de l'étroitesse du passage de l'air, change de rythme ; l'inspiration gagne en longueur.

Si l'obstacle à la respiration n'existe que dans un sens, il allonge la période de la respiration pendant laquelle il agit. (Voir le tracé tiré du mémoire de M. Marey. fig. 15, p. 447 du Journal de Robin, 1865). —

Transportant dans le domaine clinique la méthode graphique édifiée par M. Marey, nous avons pris un grand nombre de tracés de respiration, chez des tuberculeux, des emphysémateux et des phthisiques emphysémateux. Aidé des précieux conseils de M. Franck, nous avons fait un choix de quelques types respiratoires que nous avons fait reproduire.

Nous nous contenterons d'en faire ressortir les caractères différentiels, sans essayer d'en tirer des conclusions peut-être prématurées.

Les tracés de respiration obtenus chez les phthisiques emphysémateux, à forme latente ou stationnaire, sont parfaitement comparables à ceux qui caractérisent l'emphysème simple.

En résumé, il semble que les mouvements respiratoires subissent une modification considérable lorsque la tuberculose évolue et prime l'emphysème. Les recherches pneumographiques ne pourront-elles pas, dans des cas douteux, non-seulement éclairer le diagnostic, mais encore rendre pour ainsi dire évidente aux yeux la marche de la tuberculose latente.

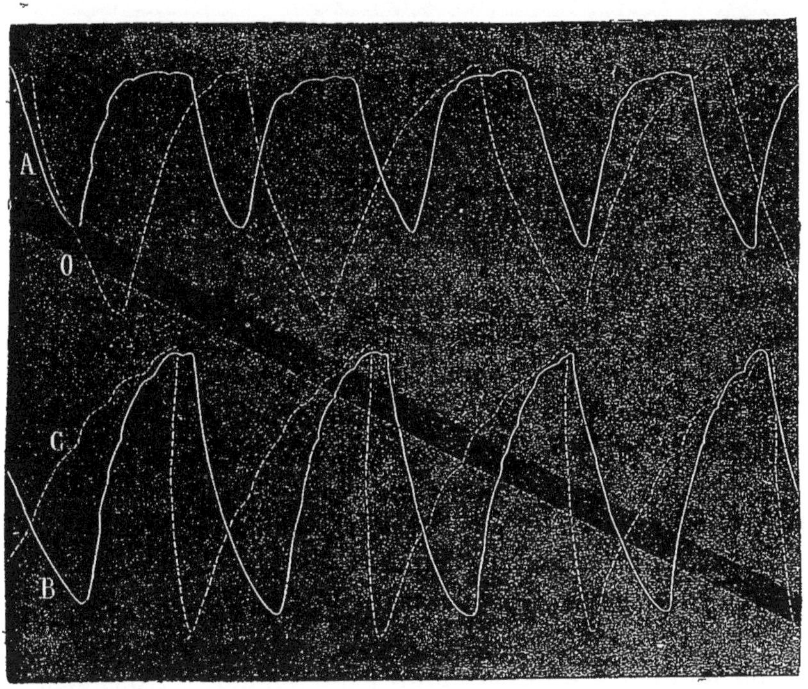

Mémoire de M. Marey. Fig. 15.

Tracés respiratoires. A, respiration normale ; O, tracé de la respiration avec étroitesse du passage de l'air ; B, tracé dans le cas d'obstacle à l'inspiration ; C, tracé dans le cas d'obstacle à l'expiration.

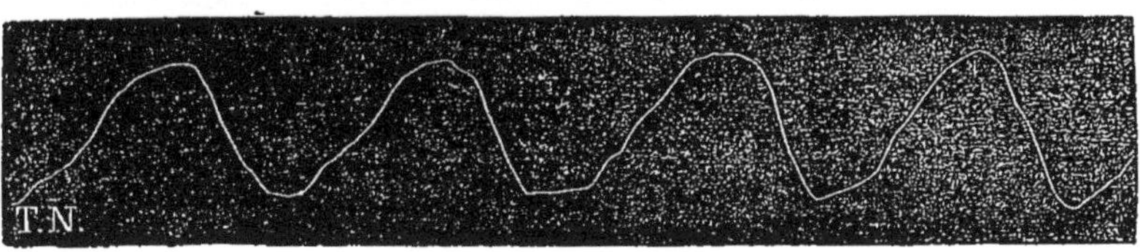

TYPE A. — *Tracé de respiration normale.*

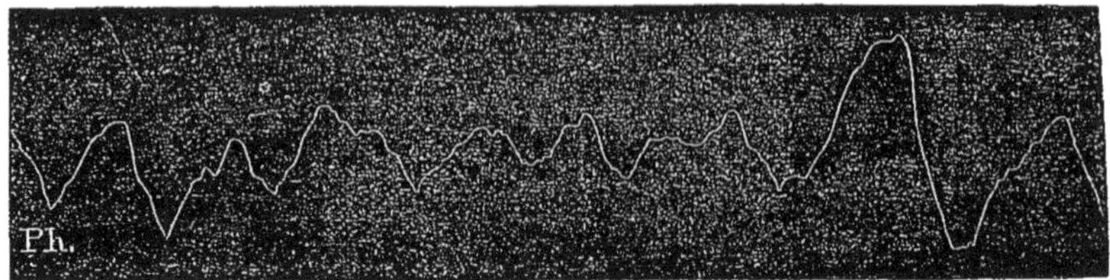

TYPE B. — *Phthisie.*

Fréquence. Manifestement augmentée.

Amplitude. Diminuée.

Rhythme. Inégal ; mouvements respiratoires tantôt superficiels, tantôt profonds. Inspiration courte ; expiration plus longue.

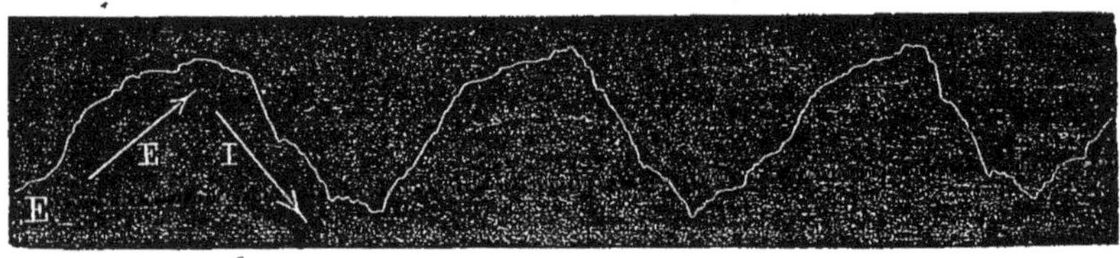

TYPE C. — *Emphysème simple.*

Fréquence. Diminuée.

Amplitude. Augmentée.

Rhythme. Egal ; ligne de descente de l'inspiration assez rapide. Ascension de l'expiration à forme parabolique, rappelant le tracé de M. Marey qui signale un obstacle à l'expiration.

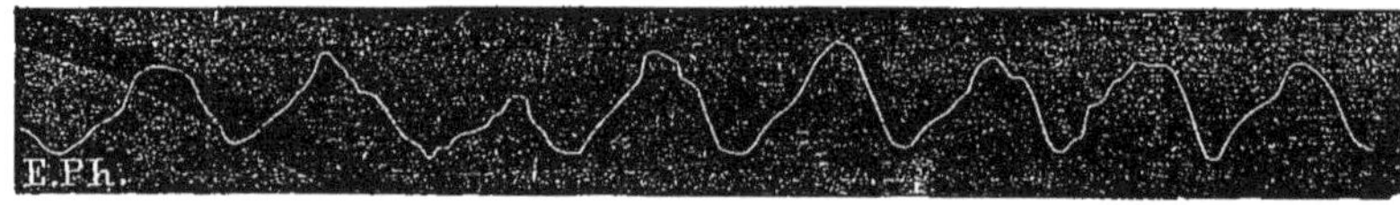

TYPE D. *Phthisie à forme emphysémateuse, en évolution.*

Ce tracé se rapproche de celui de la tuberculose par la *fréquence respiratoire* plus grande ; par la *diminution de l'amplitude, par l'inégalité du rhythme.*

INFLUENCE DE L'EMPHYSÈME SUR LA MARCHE DE LA PHTHISIE.

Avant d'aborder cette question si intéressante du pronostic, nous tenons à bien accentuer la distinction capitale que nous avons établie entre l'emphysème aigu et chronique partiel et l'emphysème chronique généralisé.

Le premier, qu'il se lie à une tuberculose aiguë, qu'il vienne se greffer sur l'emphysème partiel chronique d'une phthisie ulcéreuse lente, n'a qu'un intérêt de présence. Il peut obscurcir momentanément les signes qui appartiennent à la lésion sous-jacente, mais il ne ralentit en rien sa marche progressive.

Nous-avons vu que bien au contraire cet emphysème supplémentaire peut devenir fatal.

Il en est tout autrement de l'emphysème chronique généralisé, réellement antagoniste de la tuberculose. Nous n'avons pas à discuter la question d'antagonisme diathésique, ni de priorité de l'emphysème ou de la tuberculose. Le titre seul de notre travail indique que nous avons spécialement visé l'emphysème chronique concomitant ou consécutif aux premières manisfestations de la tuberculose. En traitant de l'étiologie, nous avons vu que l'arthritisme n'est pas toujours l'antécédent nécessaire de l'emphysème antagoniste.

Doit-on considérer la lésion anatomique elle-même, caractérisée par la diminution des capillaires pulmonaires, par l'atrophie des parois alvéolaires, comme un terrain peu propice à l'hyperplasie tuberculeuse ?

Faut-il admettre, avec M. le professeur Sée, un antagonisme local mécanique, plutôt qu'une exclusion mystérieuse entre les diathèses,

Nous sommes portés à croire que les mouvements inspiratoires exagérés liés à l'emphysème sont, par suite de l'expansion pulmonaire qu'ils provoquent, peu favorables à l'évolution du tubercule.

Nos tracés pneumographiques, les résultats de pneumatométrie semblent autoriser dans une certaine limite cette hypothèse.

Tant que la tuberculose est stationnaire ou latente, les puissances inspiratoires dominent les forces d'expiration (pneumatométrie, exp. I et II).

Quant au tracé graphique, il se rapproche de celui de l'emphysème pur, avec une inspiration plus énergique encore.

Lorsqu'au contraire la phthisie se met à évoluer sous l'emphysème, la force de pression inspiratoire décroît (pneumatométrie, exp. III).

Le tracé perd de son amplitude et de sa régularité, l'inspiration est moins franche et moins soutenue.

Quoi qu'il en soit, les observations de M. Gueneau de Mussy, de M. Pidoux, nos observations personnelles nous autorisent amplement à avancer : que, lorsque l'emphysème s'établit dans un poumon tuberculeux, il enraye pour un temps plus ou moins long la lésion primitive.

Danjoy, dans son excellent travail (loc. cit.), est arrivé à des conclusions analogues.

L'emphysème domine la phthisie qu'il accompagne, fait souvent taire pendant des années son expression symptomatique, et lui imprime une marche toujours ralentie.

Dans l'Observation XII, le malade était resté quatorze ans après sa première hémoptysie dans un état de santé très-satisfaisant, se livrant à des travaux pénibles, au milieu de conditions hygiéniques déplorables.

Cependant si l'emphysème chronique généralisé modifie heureusement la tuberculose et arrête temporairement ses allures -envahissantes, le tubercule reste toujours là, comme une menace, pour le malade.

Sous l'impulsion de bronchites répétées, de fatigues excessives, de grossesses multiples, de maladies qui dépriment les forces de l'organisme et amènent un trouble considérable dans le travail nutritif (Gueneau de Mussy), le tubercule redevient maître et reprend son évolution destructive.

Si l'emphysème pulmonaire, en thèse générale, est une lésion immédiatement favorable en ce qu'il semble ralentir la marche de la tuberculose, il peut devenir par lui-même une source de dangers pour le malade.

Il peut, en effet, se produire à la longue, par suite du rétrécissement graduel du champ de l'hématose et de l'exagération de la tension sanguine intra-pulmonaire, une dilatation du cœur droit.

Cette complication est souvent difficile à reconnaître chez l'emphysémateux, dont le poumon recouvre le cœur. Cependant le souffle systolique doux à la pointe siégeant sous le sternum, et surtout le pouls veineux et hépatique, mettront en évidence l'insuffisance tricuspidienne liée à la dilatation du ventricule droit.

OBSERVATIONS

Premier groupe. — *Emphysème généralisé chronique.*
Tuberculose latente.

Obs. I (Personnelle). — *Emphysème généralisé chronique.—Tuberculose*
latente.

Pailliat (Sylvain), âgé de 35 ans, tailleur de pierres. Entré salle
Saint-Ferdinand, service de M. Delpech, en décembre 1878, lit n° 7.

Pas d'antécédents héréditaires. Pas d'affection antérieure. Fait son
métier depuis 1860. Depuis un an, il est sujet à de légères oppressions :
légères hémoptysies à différentes surprises. Il a continué son travail
jusqu'en novembre dernier. Dans les premiers jours du mois, sensation
de courbature et de fatigue excessive.

7 novembre. Dans la nuit, il fut pris d'un accès de dyspnée extrêmement violent. Ce n'est que vers le matin que la respiration devint
plus aisée. Pendant huit jours, à la même heure, cet étouffement le
reprit, durant une grande partie de la nuit, cessant vers le matin sans
laisser un calme absolu dans la journée. Le malade toussait à peine et
ne crachait pas. Pas de fièvre, pas d'inappétence. Il reprend son travail
le 17 décembre, et se voit obligé de le discontinuer le 27.

Il reste trois jours chez lui, sans goûter un instant de sommeil,
que lui refusaient des accès d'orthopnée très-pénibles.

A l'examen. — Poitrine globuleuse. Saillie marquée des régions sus
et sous-claviculaires. Courbure antérieure des côtés exagérée; creux
xyphoïdien très-profond. Respiration haletante; la poitrine se soulève
en masse; respiration diaphragmatique très-active ; action évidente
des scalènes, des mastoïdiens, etc. Inspiration courte. Expiration très-
longue (Voir le tracé)

Percussion. — Sonorité exagérée des deux côtés, en avant et en arrière, au-dessus et au-dessous de la clavicule droite. Tonalité plus élevée près du manubrium sternal gauche.

A l'auscultation. —Respiration emphysémateuse générale dans toute
la hauteur du thorax, en avant et en arrière. Sibilus nombreux et fins

à l'expiration. Signes d'induration pulmonaire dans le sommet gauche, peu marqués . inspiration un peu humée, expiration très-longue et manifestement plus rude que du côté opposé. Pas de craquements. L'index des deux mains est hippocratique.

Le 15 janvier. La bronchite a diminué, les râles sibilants ont presque entièrement disparu. L'oppression persiste, les accès nocturnes sont bien calmés. Dans le sommet gauche, même timbre expirateur râpeux. Le malade sort quelques jours après.

Obs. II (Personnelle). — *Emphysème chronique généralisé. — Phthisie latente.*

Balthazar, âgé de 27 ans, chapelier, entre le 29 novembre, salle Saint-Ferdinand, service de M. Delpech, lit n° 6.

Antécedents. — Père et mère bien portants. Trois frères et une sœur en bonne santé.

Travaille dans la chapellerie depuis onze ans, exposé à la poussière. Aucun signe d'intoxication mercurielle. Il a joui d'une excellente santé jusque vers le mois de mai dernier. A cette époque, il commença à tousser en même temps qu'il eut quelques frissonnements dans la journée et des sueurs la nuit. Hémoptysie très-abondante huit jours après le début de la bronchite; il l'évalue à 500 gr. environ. De ce jour, il fut sujet à des accès d'oppression nocturne, avec des intervalles de santé, libres de dyspnée. Deuxième hémoptysie, deux mois après, aussi abondante que la première Ce n'est qu'au bout de cinq semaines que la gêne respiratoire devint continue. Le médecin lui fit fumer des cigarettes arsenicales et prendre à l'intérieure des pilules d'éther qui le soulagèrent beaucoup. Troisième hémoptysie quinze jours avant son entrée. Depuis l'invasion de la maladie, il est sujet à des accès de fièvre dont la durée et l'apparition sont variables. Sommeil troublé par des crises dyspnéiques.

État actuel : Léger degré d'amaigrissement. Poitrine bombée, globuleuse, saillie des régions sus et sous-claviculaires. Respiration diaphragmatique exagérée; tous les muscles accessoires interviennent dans l'acte inspirateur. La respiration est haletante, et le thorax se soulève en masse. (Tracé pneumographique.)

Percussion. — Sonorité considérablement augmentée en avant et en arrière, des deux côtés. Légèrement diminuée sous la clavicule droite et dans la fosse sus-épineuse.

A l'auscultation. — Murmure vésiculaire disparu, inspiration à peine appréciable; expiration longue, avec un mélange de râles sonores et sibilants fins Dans le sommet droit, inspiration et expiration nettement soufflantes. La voix est bronchophone. Retentissement sternutatoire de la toux.

La transonnance métallique disparaît à la partie interne de la fosse sus épineuse droite. L'index et le médius des deux mains sont hippocratiques.

Le malade sort de l'hôpital le 15 janvier 1878 ; la bronchite a disparu ; les signes d'induration persistent franchement.

A des intervalles variables il a eu, pendant son séjour, des accès de fièvre à stades bien marqués : frissonnements vers 1 heure de l'après-midi, chaleur, sueurs la nuit et le matin.

La température prise très-exactement montait ces jours-là à 39° et 39°5 le soir, le matin elle tombait à 38°. Les jours intermédiaires, elle ne dépassait pas 37°.

En résumé. — Tuberculose manifestée par des hémophysies abondantes. — Emphyséme et accès d'asthme concomitants, masquant les signes de la lésion phymateuse.

Obs. III (Personnelle). — *Emphysème chronique généralisé; accès d'asthme; tuberculose consécutive ? latente.*

Chavanon, employé, âgé de 24 ans, entré le 8 octobre, salle Saint-Ferdinand, service de M. Delpech, lit n° 24.

Antécédents héréditaires. — Mère morte d'affection chronique ; deux frères et deux sœurs morts phthisiques entre 20 et 30 ans.

Lui-même a eu une pneumonie à l'âge de 8 ans. A partir de cette époque, il continue à tousser avec expectoration de mucosités purulentes ; accès d'asthme très-pénibles presque toutes les nuits. Son médecin, à Marseille, lui fit fumer, il y a deux ans, des feuilles de datura stramonium qui le soulagèrent.

Depuis un an la toux augmente, le malade maigrit sensiblement. Six jours avant son entrée, il eut quelques hémoptysies peu abondantes.

Etat actuel. — Appétit diminué. Thorax globuleux très-sonore à la percussion.

Signes de bronchite généralisée. Inspiration courte et convulsive, expiration lente, prolongée. Submatité sous la clavicule droite ; inspiration faible ; expiration soufflante avec craquements secs, surtout quand on fait tousser le malade.

Séjour d'un mois ; les râles de bronchite disparaissent, les craquements restent.

Etat général meilleur à la sortie ; l'appétit est revenu.

Traitement.—Eaux-Bonnes, une pilule de belladone le soir (0 gr. 05).

Obs. IV. — *Emphysème chronique généralisé. Tuberculose consécutive
latente.* — Observation de M. Gueneau de Mussy (Mém.).

A...., âgé de 42 ans, ferblantier, ne peut nous donner sur ses antécédents héréditaires que des renseignements incomplets ; il se rappelle
seulement que sa mère avait des accès d'asthme et qu'elle est morte à
46 ans. Il a eu un enfant qui a succombé à la suite de convulsions. Son
haleine a toujours été courte depuis l'âge de 11 ans. La dyspnée a augmenté et a bientôt pris la forme d'accès, revenant surtout la nuit, durant de quarante-huit à soixante-douze heures, si violents, qu'il était
obligé de rester assis auprès d'une fenêtre ouverte pendant toute leur
durée. Les accès se terminaient par une expectoration abondante de
mucosités gluantes et de filaments opaques ; ils se répétaient à des
intervalles qui variaient de quinze jours à trois mois. Depuis l'âge de
30 ans, l'intensité des accidents à diminuée, et depuis dix-huit mois
les accès n'ont pas reparu ; la dypnée dont il souffrait dans leur intervalle persiste, mais amoindrie Il y a un an, il eut une hémoptysie qui
s'est renouvelée à deux ou trois reprises.

Depuis quelques jours il éprouve une douleur dans le côté droit.

Ce malade est pâle, amaigri ; sa poitrine est globuleuse et se soulève
en masse à chaque inspiration.

On constate par l'auscultation les signes d'un emphysème très-prononcé ; des râles sonores sous crépitants sont disséminés dans toute
la poitrine. Au *sommet droit* on rencontre de la submatité et une expiration très-prolongée. Le cœur est hypertrophié ; ses battements se font
sentir à l'hypogastre et soulèvent le septième espace intercostal ; ses
bruits sont sourds et éloignés.

Sort amélioré de l'hôpital.

Obs. V (Personnelle). — *Emphysème chronique généralisé ; accès
d asthme. Tuberculose latente,* — *Phthisie urinaire et génitale*

Homme de 42 ans, serrurier, entré au mois de mai 1877, dans le service de M. Désormeaux.

Pas d'antécédents héréditaires. Asthme depuis un certain nombre d'années. Hémoptysies très-légères il y a deux ans. Il a toujours continué son travail, et n'a jamais suivi de traitement.

Depuis un mois le malade urine difficilement, et souffre d'un ténesme douloureux ; parfois, pendant la miction, son jet d'urine se trouve interrompu, et les dernières gouttes de liquide sont légèrement teintées de sang,

En même temps le malade se plaint d'un affaiblissement général ; il dort mal, et son sommeil est tourmenté par ses crises asthmatiques plus tenaces, et par des douleurs térébrantes dans les membres inférieurs.

A l'examen des organes génitaux, on trouve l'épididyme droite indurée ; le lobe droit de la prostate, au toucher rectal, augmenté de volume.

Le cathétérisme est très-mal supporté, et la sonde est arrêtée au niveau du col. On diagnostique une phthisie urinaire. Traitement général.

La dyspnée, qui augmentait, appela notre attention sur les organes respiratoires.

Le thorax est bien conformé, très-saillant, se soulève tout d'une pièce à chaque inspiration.

En percutant la poitrine, on trouve une sonorité exagérée générale aussi bien en avant qu'en arrière. au-dessus et au-dessous des clavicules, près du manubrium sternal ; la sonorité est perceptible très-bas à droite, jusque près du rebord des fausses côtes. A gauche, la matité précordiale existe à peine. Pas de symptômes d'affection cardiaque. Battements épigastriques.

En résumé, à l'examen : emphysème et bronchite diagnostiquée à l'auscultation par un murmure vésiculaire affaibli, par une inspiration obscure moelleuse, une expiration plus étendue sifflante. Mort dans le marasme au bout de trois semaines.

Autopsie. — Ulcération tuberculeuse très-étendue au niveau du col de la vessie. Granulations très-saillantes, grisâtres, occupant tout le bas-fond vésical.

Caséification de l'épididyme droite. Tubercules caséeux dans les deux lobes prostatiques. Granulations confluentes miliaires dans la glande testiculaire, (Suite au chapitre Anatomie pathologique.)

Hirtz. 5

Obs. VI (Gueneau de Mussy). — *Emphysème chronique généralisé.*
Tuberculose latente.

Femme de 61 ans, arthritique à 28 ans, hémoptysies abondantes.
Entré pour état gastrique.

A l'examen poitrine globuleuse, signe d'un *emphysème généralisé.*
Quelques râles sous-crépitants à la base. Au sommet droit, matité relative, tonalité plus aiguë, respiration très-rude, expiration prolongée,
prenant le caractère bronchique sous la clavicule.

Obs. VII (Gueneau de Mussy). — *Emphysème chronique généralisé.*
Tuberculose latente.

Femme chez laquelle les signes qui révèlent la tuberculisation sont
masqués ou du moins modifiés, à l'auscultation par l'emphysème.
Poitrine globuleuse, sonorité générale exagérée, excepté sous les clavicules où on constate un son obscur, la respiration est rude partout,
brusquement interrompue, mêlée çà et là du râle sibilant, le murmure
vésiculaire est plus obscur, plus rude, le sibilus plus nombreux aux
sommets dans les points qui offrent un son mat. Du reste antécédents
héréditaires, hémoptysies.

Obs. VIII (Gueneau de Mussy).— *Emphysème chronique généralisé.*
Tuberculose manifeste, stationnaire.

Femme de 65 ans, d'apparence cachectique, face bouffie, pommettes
injectées ; poitrine globuleuse, léger œdème autour des malléoles.
Toux fréquente, expectoration mucoso-purulente, peau moite. Inappétence.

Mère morte poitrinaire à 34 ans. Cette femme, étant jeune, avait de
fréquentes épistaxis ; réglée de 12 à 36 ans, elle a toujours été courte
d'haleine. Sujette à s'enrhumer l'hiver.

Depuis l'âge de 18 ans jusqu'à 45 ans, fluxion de poitrine tous les ans
avec rejet de sang pur dont elle évalue la quantité à un demi-verre ;
plusieurs fois, pleurésies gauches. Diarrhées fréquentes.

Il y a vingt ans, accès d'asthme revenant tous les huit jours, très-vio-
lents surtout en hiver. En même temps, amélioration notable dans la
santé de la malade. Plus d'hémoptysies, plus de diarrhée. Les forces
reviennent. Dans l'intervalle des accès, santé relativement bonne. Il y
a trois mois, toux plus fréquente avec fièvre le soir et sueurs nocturnes.

Expectoration puriforme. Perte des forces. Amaigrissement. La dyspnée cessa de venir par accès et devint continue.

Il y a un mois, hémoptysie assez abondante. Réapparition de la diarrhée.

Examen. — Poitrine globuleuse; sonorité générale exagérée, moindre aux sommets.

Au sommet droit, matité relative avec élévation de la tonalité; respiration rude partout, expiration sibilante, sous-crépitation disséminée vers les bases. Sous la clavicule droite, la rudesse de l'inspiration est plus marquée, l'expiration est longue et soufflante. Ainsi, nous constatons chez cette malade de l'emphysème et une bronchite généralisée; des tubercules existent au sommet du poumon droit. Cœur et artères sans lésion appréciable. Amélioration progressive. Deux mois après la bronchite avait disparu; l'expiration au sommet droit prolongée et soufflante.

Obs. IX (G. de Mussy). — *Emphysème chronique généralisé. — Tuberculose consécutive, d'abord latente, puis manifeste.*

Dame russe ayant dans sa race des antécédents d'arthritisme et de tubercules; vers l'âge de 14 ans, elle eut un accès d'asthme. Ces accès se répétèrent d'abord à des intervalles très-éloignés; puis, sous l'influence du mariage, de grossesses nombreuses ils devinrent de plus en plus fréquents. Plusieurs fluxions de poitrine venant ébranler sa constitution originellement très-frêle, très-délicate. Alors, pour la première fois, apparurent des hémoptysies suivies de catarrhe purulent, des signes de tuberculisation se montrèrent au sommet du poumon droit, au milieu des phénomènes caractéristiques d'un emphysème généralisé. Souvent, aux époques cataméniales, congestion à la base du poumon, probablement autour de noyaux tuberculeux.

De temps en temps le catarrhe bronchique subissait des exacerbations.

Alors, se déclarait une fièvre avec tendance à la hecticité. En même temps que l'affection tuberculeuse se développait, les accès d'asthme allèrent s'affaiblissant; bientôt, même, ils se perdirent dans la dyspnée provoquée par la bronchite symptomatique.

La malade revenait par moment à une santé passable et pouvant alors vaquer aux devoirs de la famille et de la société. Dix ans se passèrent dans cette alternative depuis les premières manifestations de la tuberculisation pulmonaire, elle succomba à la suite d'une pneumonie.

Obs. X (Mémoire de Louis, *loc. cit.*). — *Emphysème chronique généralisé. — Tuberculose d'abord latente, puis manifeste.*

Une femme de 30 ans entrée une première fois à l'hôpital avait offert du côté gauche de la poitrine les signes physiques de tubercules peu avancés et d'un emphysème bien prononcé. Un peu soulagée de sa dyspnée, qui était extrême en entrant à la Pitié, elle en sortit après y avoir fait un séjour de quelques semaines, bientôt elle y revint pour les mêmes symptômes, mais alors tout était changé, la sonorité extrême du côté droit de la poitrine avait disparu et fait place à un son moins clair que dans l'état normal. Le bruit respiratoire était rude et comme bronchique dans quelques points où on l'entendait à peine auparavant, tandis qu'à gauche, antérieurement, on observait à la fois dans le même point une saillie bien marquée de la poitrine, une sonorité supérieure à celle qui est naturelle, et un bruit respiratoire très-faible. La malade dont il s'agit a encore quitté l'hôpital après y avoir fait un nouveau séjour de deux mois, et bien que l'anatomie n'ait pu vérifier le diagnostic porté, il ne me semble pas possible de mettre en doute l'exactitude. L'emphysème se sera développé du côté gauche, tandis que du côté droit où il existait à un degré remarquable lors de la première admission de la malade à l'hôpital ; il aura été masqué par les progrès de l'affection tuberculeuse.

Obs. XI (Pidoux). — *Emphysème chronique généralisé. — Accès d'asthme. Phthisie longtemps latente, stationnaire.*

J'ai perdu, cet hiver, M. O..., âgé de 50 ans environ. Je lui avais trouvé il y a onze ans des tubercules nombreux et ramollis au sommet du poumon gauche, qui avaient échappé à plusieurs médecins sérieux. Ce qui les leur avait cachés était un *asthme et un emphysème* très-prononcés. Les bruits morbides bronchiques qui appartiennent à ces affections n'avaient pas permis, je le pense, d'en distinguer les signes pulmonaires qui consistaient en craquements étendus à toute la partie antérieure du lobe supérieur gauche, bien qu'ils fussent accompagnés d'une matité considérable dans la même région. Plusieurs hémoptysies avaient été attribuées à une affection organique du cœur très-réelle, laquelle avait fini par produire un commencement d'œdème des deux bases pulmonaires et des membres inférieurs. M. O... avait eu de bonne heure la goutte héréditaire, qui disparut lorsque l'asthme et les accidents cardiaques se déclarèrent. M. O... est venu aux Eaux-Bonnes, trois fois en six ans. Nous tenions ses tubercules en respect, sans aggraver l'état de son cœur.

Les émotions de la dernière guerre aggravèrent moins son affection du cœur que sa tuberculose. Il se cachectisa par son tabès général tuberculeux et non par la cachexie séreuse et l'asphyxie cardiaque lente.

Après la guerre, une grande caverne s'était creusée au sommet du poumon gauche.

Il a succombé dans l'hiver de 1871 à 1872 Depuis quand existaient les tubercules pulmonaires quand je les ai constatés il y a 9 ans ? Depuis longtemps probablement. Ils languissaient n'étant pas dans leur terrain Il est juste de dire toutefois que, même dans les phthisies arthritiques, c'est le tubercule qui, dans le plus grand nombre des cas, finit par l'emporter sur les affections antagonistes.

Obs. XII (Personnelle). — *Emphysème chronique généralisé. Phthisie latente d'abord, commence à évoluer.*

Chapelin (Louis), 39 ans, garçon maçon. Entré le 10 décembre 1877, salle Saint-Ferdinand, service de M. Delpech, lit n° 18.

Pas d'antécédents héréditaires. Fait son métier depuis son enfance, très-exposé aux poussières de plâtre, de chaux, de ciment. Pas de maladie jusqu'en 1864. Vers le milieu de cette année-là, un matin en allant au travail, il fut pris d'une hémoptysie abondante qu'il évalue à la valeur d'un demi-verre. Jamais il n'avait toussé jusqu'à ce moment ; et même sans s'inquiéter de ce symptôme, il continua son travail, conservant tout son appétit et son embonpoint. Il remarqua cependant que depuis cette époque il s'enrhumait plus facilement, supportait moins bien son métier et se fatiguait d'avantage en montant les escaliers. En 1874, il devint plus court d'haleine, et dut renoncer à vider les sacs de plâtre dont la poussière l'étouffait.

En 1876, il entra une première fois dans le service de M. Delpech, « pour un emphysème avec bronchite. » Il était sujet à de véritables accès d'asthme la nuit, qu'on parvint à calmer par la belladone, et des fumigation de datura stramonium. Il sortit à peu près guéri au bout de trois semaines.

Aujourd'hui il revient, en proie à des étouffements nocturnes plus fréquents, à des quintes de toux plus prolongées ; le matin il rend quelques mucosités jaunâtres. L'appétit se maintient cependant, le malade a maigri sensiblement depuis un mois. Il est sujet à des frissonnements qui reviennent irrégulièrement tous les trois ou quatre jours dans l'après-midi, frissonnements suivis de bouffées de chaleur vers le soir, et de légères sueurs la nuit.

État actuel. — Respiration à type emphysémateux. Insp. 1 sec. Exp. 5 sec. Inspirations exagérées ; action évidente des muscles inspirateurs accessoires.

Percussion. — La portion globulaire rend un son tympaniques dans toute la hauteur, excepté en avant, immédiatement au-dessous de la clavicule gauche, ou la tonalité est plus élevée, il en est de même dans la fosse sus-épineuse gauche, ce qui, vu la saillie des masses musculaires, à moins d'importance.

Vibrations généralement diminuées.

Auscultation. — Inspiration obscure, affaiblissement du murmure vésiculaire ; expiration prolongée sibilante ; aux deux bases, on entend des rhonchus sonores analogues au bruit d'une corde de basse en vibration. Sous la clavicule gauche, inspiration un peu humée, expiration légèrement soufflante. En arrière, dans la fosse sus-épineuse, craquements manifestés à l'expiration, augmentant quand on fait tousser le malade. La voix a un retentissement exagéré.

Pas d'autres symptômes de tuberculose.

En résumé : Début de la tuberculose par une hémoptysie abondante en 1864, il y a quatorze ans ; emphysème consécutif à développement graduel masquant pendant des années et enrayant la lésion sous-jacente. Il y a deux ans, les signes de phthisie échappaient encore à l'oreille. Aujourd'hui ils sont parfaitement caractérisés par les craquements, l'amaigrissement, les symptômes fébriles, etc.

Obs. XIII (personnelle). — *Emphysème chronique généralisé.* — *Phthisie stationnaire à signes manifestes.*

Meurice (Victor), 54 ans, journalier. Entré le 1er octobre 1877, salle Saint-Ferdinand, service de M. Delpech, lit n° 17.

Le malade travaillait comme terrassier lorsque, il y a trois ans environ, il fut pris d'une première bronchite qui le retint à l'hôpital Necker pendant près de quatre mois, dans le service de M. Delpech. Il eut, pendant son séjour dans les salles, un certain nombre d'hémoptysies très-abondantes qu'il évalue à la valeur d'un verre chacune. On diagnostiqua une phthisie au premier degré. Il sort bien amélioré et se remet au travail. Jusqu'au mois de janvier 1877, pendant près de deux ans, la santé générale se maintient; le malade ne maigrit pas et mange bien. Il souffre seulement, pendant ce long intervalle, d'accès de suffocation nocturne et de quintes de toux assez fréquentes dans la journée.

Au mois de janvier, il reprend une bronchite qui détermine une oppression pénible et s'accompagne d'hémoptysies peu abondantes et passagères.

Le malade se remet au bout d'une quinzaine de jours et ne quitte pas son travail jusqu'au mois d'octobre dernier.

Une troisième bronchite le détermine à rentrer à l'hôpital; il se plaint d'accès d'asthme plus longs et plus marqués.

Etat actuel. — Amaigrissement sensible. Appétit conservé. Thorax fortement bombé, globuleux, saillie des creux sous et sus-claviculaires.

Cependant, quand on fait tousser le malade, on remarque que la région sus-claviculaires gauche se soulève moins nettement que la droite.

Percussion. — Sonorité tympanique générale. Submatité dans la région thoracique supérieure gauche, en avant et en arrière.

A l'auscultation. — Respiration emphysémateuse des deux poumons; souffle cavitaire au sommet gauche : retentissement notable de la voix.

Tous les doigts des deux mains sont déformés par l'altération hippocratique la plus manifeste.

Le malade reste pendant deux mois dans la salle et sort très-amélioré.

En résumé. — Tuberculose à marche très-lente. — Emphysème chronique généralisé, secondaire aux premières manifestations de la phthisie.

DEUXIÈME GROUPE. — *Emphysème aigu généralisé, tuberculose rapide.*

OBS. XIV (personnelle). — *Emphysème aigu généralisé. — Tuberculose rapide.*

Femme de 20 ans; entrée a l'Hôtel-Dieu, salle Saint-Pierre, n° 9.

La malade tousse depuis une quinzaine de jours; depuis deux jours, elle est prise de frissonnements, d'agitation, et tourmentée à des intervalles très-rapprochés de grands accès de suffocation. On nous l'apporte le soir dans l'état suivant : Facies asphyxique. Respiration haute, anxieuse, R. 46 à la minute. Extrémités froides, cyanosées. Pouls petit et précipité. La malade ne répond que très-difficilement aux questions. T. 40° le soir.

Traitement. — Application de ventouses sèches et scarifiées. Soulagement très-marqué.

Le lendemain, T. 39°5. Pouls 140. Même état de dyspnée poussée jusqu'à l'orthopnée.

A l'examen du thorax. — Sonorité exagérée sous les deux clavicules, en avant et en arrière. Son tympanique des deux côtés de la base au sommet. Inspiration convulsive, brève, saccadée, sans râles. Expiration bruyante accompagnée de râles sibilants fins, disséminés, et de quelques râles sous-crépitants fins aux deux bases. Battements du cœur sourds, précipités, tumultueux.

Le soir, même état. Tempér. 40°. Pas de sueurs. Le diagnostic était hésitant entre une dyspnée urémique, une bronchite capillaire avec emphysème ou une tuberculose aigue.

L'examen de l'urine ne décéla aucune trace d'albumine. Le lendemain, T. 39°8 ; plusieurs crises d'étouffement dans la nuit.

La dyspnée va en augmentant ; le soir, T. 40°.

Hémoptysie très-abondante. Mort dans la nuit.

A *l'autopsie*. — Poumons volumineux.

Emphysème disséminé par places, mais très-prononcé aux bords antérieurs, aux deux sommets.

Quelques îlots d'emphysème sous-pleural sur la surface externe des lobes inférieurs.

Adhérences partielles à la partie postérieure des lobes supérieurs Granulations tuberculeuses miliaires du volume d'une tête d'épingle, aussi abondantes au sommet des deux poumons qu'à la base. La partie postérieure des lobes inférieurs est engouée, et laisse écouler à la coupe un liquide noirâtre, spumeux, aéré.

Les autres organes sont sains.

OBS. XV (Observation XVII Fauvel, *loc. cit.*). — *Emphysème aigu généralisé pulmonaire*. — *Tuberculose rapide*.

Homme de 29 ans, embonpoint ordinaire, enrhumé depuis cinq mois, entre à l'Hôtel-Dieu le 20 février 1843. Quelques craquements humides des deux côtés, au sommet principalement, au niveau de la face susépineuse gauche. Pas de diarrhée, état général satisfaisant. Tout d'un coup, le 11 mars, oppression très-grande, fièvre, râle crépitant sous les deux clavicules. Bientôt, à cette crépitation, succède du sous-crépitant qui se généralise et se mêle à des râles sonores. Mort avec des symptômes d'asphyxie le 19 mars.

Autopsie. — Obstructions de toutes les bronches par une matière purulente, dilatation de leur calibre ; distension gazeuse des poumons ; petite caverne au sommet de chaque poumon, la plus grande à gauche, de la grosseur d'une noix. *Granulations miliaires disséminés* ; pas de pneumonie. Rien dans les intestins.

OBS XVI. (Observation XVIII du mémoire de M. Fauvel.)

Femme 35 ans, constitution faible, entre le 4 novembre 1842 à l'Hôtel-Dieu, en proie depuis plusieurs jours à une dyspnée excessive. Signes de caverne aux deux sommets. Râle sous-crépitant généralisé dans toute la poitrine. Jusqu'à sa mort arrivée le 9 novembre, la malade reste courbée en avant ou à plat ventre sur le lit.

Autopsie. — Cavernes de moyenne grandeur, granulations tuberculeuses disséminées ; dilatation et obstruction des bronches par des mucosités purulentes ; emphysème.

OBS. XVII (Observation de Ménière. *Loc. cit.*). — *Emphysème aigu, pulmonaire et sous-cutané. — Phthisie pulmonaire*

Phthisie pulmonaire. Dyspnée très forte. Violents efforts de toux. Tuméfaction emphysémateuse à la base du cou. Mort.

Les deux bifurcations principales des bronches étaient reserrées par des ganglions bronchiques tuméfiés et dégénérés en matière tuberculeuse. Le rétrécissement des conduits était un obstacle à la sortie précipitée de l'air pendant les efforts de toux, et avait déterminé un emphysème interlobulaire, suivi d'emphysème du médiastin qui envahit bientôt la base du cou.

OBS. XVIII (Observation de Ménière. *Arch. gén. de méd.*, 1829, t. XIX). — Jeune homme de 20 ans. *Phthisie aiguë: efforts de toux ; emphysème sous-pleural et sous-cutané généralisé.*

Ce jeune homme, tombé malade dans le commencement du mois d'août 1826, est pris le 19 septembre d'un emphysème généralisé à la suite d'efforts de toux.

Mort le 27 septembre, huit jours après l'apparition de l'emphysème.

Autopsie. — Tout le tissu cellulaire sous-pleural est rempli d'air ; il y en a beaucoup autour de la racine du poumon. Ces deux *organes sont sans adhérences et emphysémateux.* Ils sont farcis de *tubercules miliaires* à l'état cru. Dans le lobe supérieur de chacun d'eux, on trouve de petites cavernes sinueuses qui sont dues à l'ulcération des tuyaux bronchiques.

J'ai insufflé les deux poumons avec force et je n'ai pas remarqué la sortie d'une seule bulle d'air.

Obs. XIX (Observation Boussal, *Union médicale*, 1847). — *Emphysème aigu généralisé, pulmonaire et sous-cutané. — Tuberculose rapide.*

Tubercules. Toux, attaques, convulsions attribuées à des vers intestinaux Emphysème sous-cutané. Mort.

Attaques, convulsions, rhume depuis plusieurs jours. Râles muqueux. Poitrine plus sonore. Vingt-quatre heures après l'attaque, respiration accélérée plus difficile, puis tuméfaction de la joue gauche et du cou à sa partie moyenne, antérieure et inférieure. Le lendemain, gonflement de la joue droite et de tout le thorax en avant, les parties gonflées crépitantes.

Le surlendemain, tuméfaction étendue jusqu'aux omoplates et à la nuque sans gagner l'abdomen.

Mort par asphyxie au 4ᵉ jour (Pas d'autopsie).

Obs. XX (Observation de M. Blache, *Union médicale*, 1862). — *Emphysème aigu généralisé, pulmonaire et sous-cutané. — Tuberculose rapide.*

Tuberculose pulmonaire ; emphysème vésiculaire ; emphysème sous-cutané généralisé. Mort.

Enfant de 2 ans 1/2.

Après une quinzaine de jours de séjour dans les salles, dyspnée extrême, râles muqueux, sous-crépitants dans la poitrine.

Le lendemain, aggravation des symptômes et apparition de l'emphysème à la région cervicale antérieure au niveau des angles de la mâchoire inférieure dans la région parotidienne. Le même jour, progrès considérables de l'emphysème qui envahit la région thoracique, une partie de l'abdomen, les membres supérieurs, la région cervicale postérieure, la région dorsale. Au niveau de l'angle de l'omoplate, à droite, existe une large poche aérienne ; la face elle-même est envahie. Dyspnée extrême. Intelligence intacte.

A l'auscultation. — *Bruits thoraciques* presque entièrement masqués par une crépitation très-fine qui se passe dans le tissu cellulaire sous-cutané.

Mort vingt-quatre heures après le début de l'emphysème.

Autopsie. — Infiltration aérienne du tissu cellulaire des médiastins, de celui qui entoure les bronches, l'aorte descendante, l'œsophage ; elle cesse avant le passage de ces parties aux travers du diaphragme. Poumons rosés, sans trace de pneumonie, présentant, disséminés, des *îlots d'emphysème intra-vésiculaire,* parfaitement indépendants de la plèvre. Entre ces îlots, points *blanchâtres très-nombreux et très-rapprochés ; tubercules miliaires.* En outre, sur les deux poumons, plèvre viscérale soulevée par place et comme insufflée. L'air s'est infiltré de proche en proche sous la plèvre, et comme celle-ci au niveau de sa réflexion sur les grosses bronches présente des adhérences plus laches, l'infiltration passe au tissu cellulaire péribronchique et [de là il peut se généraliser.

Troisième groupe. — *Emphysème aigu généralisé. Phthisie chronique.*

Obs. XXI (Personnelle). — *Phthisie chronique, masquée momentanément par les signes d'emphysème aigu.* — Service de M. Guéneau de Mussy.

Coquin, Philippe, âgé de 25 ans, garçon de salle. Entré le 29 décembre 1877. Salle Saint-Charles, n° 2.

Antécédents. — Père bien portant. Mère morte d'une maladie de cœur ; une sœur morte phthisique ; un frère et une sœur vivants et bien portants.

Pas de maladie antérieure, sauf une pleurésie droite, il y a trois ans, guérie en onze jours. Cependant la santé resta parfaite jusqu'au mois d'août dernier.

A cette époque, à la suite d'un refroidissement, il fut pris d'une toux un peu quinteuse, avec rejet de crachats mucoso-purulents le matin. Pas de frissons ; mais vers le soir, bouffées de chaleur, et le matin il se réveillait en moiteur.

Ce n'est guère que depuis deux mois que la difficulté de la respiration se manifesta avec oppressions pseudo-asthmatiques la nuit. En même temps le malade maigrit sensiblement.

L'appétit n'est diminué que depuis quelques jours.

Etat actuel — Constitution assez robuste à première vue ; amaigrissement notable ; aux deux mains, l'indicateur est nettement hippocratique. Testicules de grosseur normale ; un petit noyau d'induration dans le sommet de l'épididyme droite, sans qu'il y ait eu d'ailleurs de chaudepisse ni d'accidents vénériens antérieurs.

Poitrine amaigrie ; espaces intercostaux bien marqués. Creux sus et sous-claviculaires prononcés.

Respiration costale inférieure exagérée ; pas d'action sensible des scalènes et des sterno-mastoïdiens ; le thorax ne se soulève pas tout d'une pièce.

Resp. 36 Insp. 1 sec. Exp, 2 sec.

Percussion. — Tonalité élevée sous la clavicule droite. Sonorité exagérée sous la clavicule gauche. Son tympanique partout ailleurs, excepté dans la fosse sus-épineuse droite où l'on trouve une submatité relative. *A l'auscultation*, inspiration faible ; expiration roncheuse plus prolongée avec quelques sibilus fins.

Nous notons que sous la clavicule droite et dans la région correspondante, en arrière, les râles sibilants sont plus nombreux, et l'expiration se fait avec un léger timbre soufflant ; la toux y est en même temps plus retentissante, et la vibration métallique à l'auscultation plessimétrique ne se retrouve pas à la partie interne de la fosse sus-épineuse. Vibrations diminuées partout.

En résumé. — Les phénomènes rationnels, tels que l'amaigrissement, les sueurs nocturnes, indiquent une évolution tuberculeuse qui se trouve masquée momentanément par un emphysème de date récente, ne laissant comme seuls signes objectifs qu'une tonalité plus élevée dans le sommet droit, un léger souffle expirateur et un retentissement exagéré de la toux. Il existe en plus des manifestations tuberculeuses périphériques importantes : l'induration de la tête de l'épididyme droite et l'hippocratisme.

OBS. XXII (Personnelle). — *Phthisie chronique. Emphysème aigu généralisé à la fin de la maladie.*

Le nommé Faudour, âgé de 22 ans, bijoutier, entré le 30 octobre 1877, salle Saint-Louis, n° 10. Service de M. Blachez.

Père asthmatique.

Le malade tousse depuis trois ans. Il y a deux ans, engorgement du poumon gauche.

Première hémoptysie il y a un mois ; il rend environ un demi-litre de sang. Les quintes de toux augmentent. Sueurs nocturnes. Accès de dyspnée depuis quinze jours. Amaigrissement considérable et rapide.

Percussion. — A droite, sonorité exagérée partout, en avant et en arrière. Respiration, non pas puérile, mais emphysémateuse. Dans le sommet : expiration soufflante ; craquements ou mieux râles sous-crépitants éclatants.

A gauche. — Sonorité tympanique générale, submatité sus-claviculaire seulement, en arrière, dans la fosse sus-épineuse, retentissemeut cavitaire de la toux. Bronchophonie.

Le malade meurt au bout de quinze jours dans le marasme. Crises asphyxiques. Opposition à l'autopsie.

Obs. XXIII. — *Emphysème aigu pulmonaire et sous-cutané. Phthisie chronique, œdème de la glotte.* — Observation de M. Ollivier. — Service de M. Natalis Guillot.

Malade atteinte de tuberculose pulmonaire et laryngée, entre le 25 avril 1863 à la Charité. Quinze jours avant son entrée une douleur sourde s'est déclarée à la partie latérale gauche du cou.

16 avril. Gêne subite et excessive de la respiration avec douleur dans le côté gauche du thorax.

Le 20. Tumeur molle crépitante à la région sus-claviculaire gauche, se propageant au cours à la racine du membre supérieur, au tronc. Douleur au moment de la déglutition sur le côté gauche du larynx ; tuméfaction des replis aryténo-épiglottiques.

Le 28. L'emphysème diminue ; le thorax est plus sonore à gauche qu'à droite.

2 mai. Un peu d'agitation. Vers minuit la malade se lève pour aller au cabinet et meurt subitement.

Autopsie. — Bulles d'air sous l'arachnoïde et dans les mailles de la pie-mère. Air dans le tissu cellulaire du cou remontant jusqu'au trou carotidien, en suivant les vaisseaux.

Œdème des ligaments aryténo épiglottiques. Corde vocale gauche supérieure détruite. Destruction des cordes vocales inférieures dans les deux tiers postérieurs. Médiastin antérieur et *poumons emphysémateux.* Adhérence des deux plèvres, à gauche, emphysème sous-pleural. A la racine du poumon gauche, au centre d'un lobule emphysémateux, existe un petit orifice circulaire d'un millimètre de diamètre environ, très-apparent quand on insuffle l'organe sous l'eau.

Nombreuses petites cavernes dans le poumon gauche.

CONCLUSIONS.

I. Le mécanisme de l'emphysème, spécialement chez les tuberculeux, comporte la théorie de l'inspiration.

II. L'emphysème se présente sous trois formes principales :

1° Emphysème aigu dans la tuberculose aiguë et chronique ;

2° Emphysème chronique partiel dans la phthisie ulcéreuse en voie d'évolution ;

3° Emphysème chronique généralisé dans la tuberculose latente.

III. Il en résulte que la tuberculose aiguë et la tuberculose chronique latente peuvent revêtir une forme emphysémateuse.

IV. L'emphysème aigu et chronique partiel constituent seuls l'emphysème dit supplémentaire ou vicariant.

V. Leur action est nulle ou nuisible.

VI. L'emphysème chronique généralisé primitif ou consécutif est, dans une certaine mesure, antagoniste de la tuberculose.

VII. Le diagnostic de la forme latente de la phthisie emphysémateuse, très-difficile, repose surtout sur les antécédents, les hémoptysies, une fièvre à type particulier, et certains signes stéthoscopiques.

VIII. La pneumatométrie et la pneumographie peuvent rendre des services réels en éclairant la marche insidieuse de cette affection.

INDEX BIBLIOGRAPHIQUE

LAENNEC. Traité de l'auscultation. Art. Emphysème.

PIEDAGNEL. Recherches anatomiques et physiologiques sur l'emphysème du poumon (10 février 1829, in-8°, Paris).

MÉNIÈRE. Sur quelques cas rares d'emphysème provenant de causes différentes (Archives de médecine, 1829, t. XIX).

LOUIS. Recherches sur l'emphysème des poumons (Mém. de la Soc. méd. d'Obs., t. I; Paris, 1836).

FOURNET. Recherches cliniques sur l'auscultation des organes respiratoire et sur la première période de la phthisie (Paris, 1839, t. I, p. 279; in-8°).

GAVARRET. De l'emphysème du poumon et de ses rapports avec les différentes maladies du cœur et des bronches (Thèse, Paris, 1843).

FAUVEL. Recherches sur la bronchite capillaire suffocante (Mémoires de la Société médicale d'observation, t. II, 1844).

GAIRDNER. Emphysème. On the path. anat. of bronch. (Monthly Journ. of med. sc., 1850).

GALLARD. Mémoire (Arch. gén. de méd., août, 1854).

ANDRAL. (Arch. gén. de méd., septembre, 1854).

DECHAMBRE. (Actes de la Soc. méd. des hôp., 1855; 3e fasc.).

NATALIS GUILLOT. (Actes de la Soc. méd. des hôp., 1853 et 1855).

ROGER. De l'emphysème généralisé des enfants (Arch. de méd., 1862, t. XX)

WATERS. On the morbid anatomy, pathology, and determining cause of emphysema of the lungs (British med. Journ., 1860).

DENJOY. De la phthisie pulmonaire dans ses rapports avec les maladies chroniques (Thèse de Paris, 1862, n° 56).

Feltz (de Nancy). Annales d'hygiène, t. XXVII, 1867.

Gueneau de Mussy. De l'influence réciproque de l'athsme et de la tuberculisation pulmonaire (Arch. de méd., 1864).

Ozanam. (Arch. de méd., 1865)

Villemin. Emphysème (Arch. gén. de méd., 6e sér., VIII, novembre, 1866).

Valleix. T. II.

Philip. hensley. Saint-Bartholom. Hosp. Rep. III, 1867.

Edw. Headlam Greenhow. Lancet, II, 21, 25; novembre, décembre, 1867.

Schmidt's Jahrb. LI, 34. Lung emphysem und tuberc.

Rainey. Brit. méd. Journ. Jun., 1868.

Germain Sée. Art. Asthme du Dict. encyclop.

Thierfelder. Pathol. Histologie der Luftweye und der Lunge (1 Lief, Taf VI, 1872).

Jaccoud. Traité de pathologie interne.

Pidoux. Etudes générales et pratiques sur la phthisie; 2e édit., 1874.

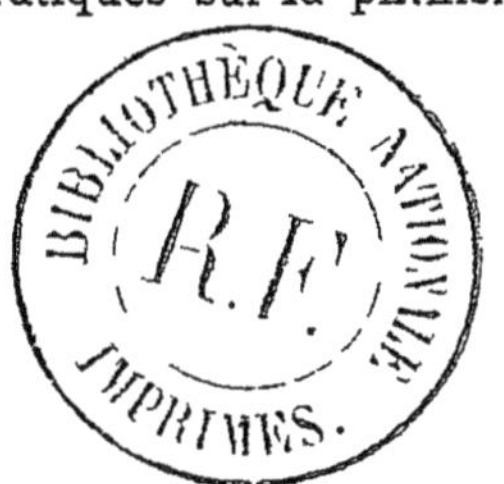

Des diarrhées chroniques, et de leur traitement par les Eaux de Plombières, par le docteur BOTTENTUIT, ancien interne des hôpitaux de Paris, rédacteur en chef de la *France Médicale*, médecin consultant aux eaux de Plombières, etc. in-8° 2 fr.

Guide médical aux Eaux de Plombières, par les docteurs BOTTENTUIT et HUTIN, avec 18 gravures et un plan des environs. Édition Diamant, reliée   3 fr.

Traité pratique des maladies des reins, par S. ROSENSTEIN, professeur de clinique médicale à Grœningue, Traduit de l'allemand par les docteurs BOTTENTUIT et LABADIE-LAGRAVE, 1 vol. in-8.. .. .. 10 fr. »
    Cartonné .... 11 fr »

Le diabète sucré et son traitement diététique, par A. CANTANI, professeur et directeur de clinique médicale à l'Université royale de Naples. Ouvrage traduit et annoté par le Dr H. CHARVET. 1 vol in-8, avec 3 planches. Broché ...... 8 fr. »

Maladies chirurgicales du pénis, par J.-N. DEMARQUAY, chirurgien de la Maison municipale de santé, membre de l'Académie de médecine. Ouvrage publié par les docteurs G. VŒLKER et J. CYR. 1 vol in-8, avec figures dans le texte et 4 planches en chromolithographie. Broché . . . . 11 fr. »
    Cartonné. ... . 12 fr. »

Leçons de clinique médicale, faites à l'hôpital de la Charité, par le professeur JACCOUD. 1 fort vol. in-8 de 878 pages, avec 29 figures et 11 planches en chromolithographie, 3e édition, avec un joli cartonnage en toile... ... . 16 fr.

Leçons de clinique médicale, faites à l'hôpital Lariboisière par le professeur JACCOUD. 2e édit. 1 vol in-8 accompagné de 10 planches en chromolith. Cartonné. 16 fr.

Traité d'anatomie descriptive, avec figures intercalées dans le texte, par Ph.-C. SAPPEY, professeur d'anatomie à la Faculté de médecine de Paris, etc. 3e édition entièrement refondue, 4 vol. in-8. 1876-1877.... .... 60 fr.
    Cartonné . ... 65 fr
    Quelques exemplaires sur papier vélin. .... 80 fr

Leçons de clinique obstétricale, professées à l'hôpital des Cliniques, par le Dr DEPAUL, professeur de clinique d'accouchements à la Faculté de médecine de Paris, membre de l'Académie de médecine, rédigées par M. le Dr DE SOYRE, chef de clinique, revues par le professeur. 1 vol. in-8, avec figures intercalées dans le texte . . .. 16 fr. »

Clinique médicale, par le Dr GUENEAU DE MUSSY, médecin de l'Hôtel-Dieu, membre de l'Académie de médecine, etc. 2 vol in-8. .... 24 fr. »

Traité pratique des maladies du larynx, précédé d'un Traité complet de laryngoscopie, par le Dr CH. FAUVEL, ancien interne des hôpitaux de Paris. 1 vol in-8, avec 144 figures dans le texte et 20 planches, dont 7 en chromolithographie. Broché . ... 20 fr. »
    Cartonné .. . . 21 fr. »

L'ancienne Faculté de médecine de Paris, par M. CORLIEU. 1 vol petit in-8, de 283 pages. 1877 .... 5 fr. »

Les causes de la gravelle et de la pierre étudiées à Contrexeville pendant neuf années de pratique médicale, par DEBOUT. 1 vol. in-8 de 138 pages avec 32 figures dans le texte. 1876. .... 3 fr. »

Essai sur les variations de l'urée et de l'acide urique dans les maladies du foie, par GENEVOIX. In-8 de 107 pages 1875 . . . . 2 fr. 50

Traité d'anatomie pathologique, par M. LANCEREAUX, professeur agrégé à la Faculté de médecine de Paris, médecin des hôpitaux, etc. Tome 1er. Anatomie pathologique générale. 1 fort vol in-8 de 838 pages avec 267 figures intercalées dans le texte 1877. 20 fr. Cartonné.. .. . 21 fr. »

Leçons sur les affections de l'appareil lacrymal comprenant la glande lacrymale et les voies d'excrétion des larmes, par MM. PANAS et CHAMOIS. 1 vol. in-8 avec figures dans le texte. 1877.. .. .. 5 fr

Leçons cliniques sur les maladies du cœur, professées à l'Hôtel-Dieu de Paris, par M. BUCQUOY. *Troisième édition,* 1 vol in-8 de 170 pages, avec figures dans le texte, cartonné en toile 1873. .... 4 fr

Leçons cliniques sur la syphilis étudiée plus particulièrement chez la femme, par M Alfred FOURNIER, professeur agrégé, médecin de l'hôpital de Lourcine. 1 fort vol in-8 avec tracés sphygmographiques 1873 Br. 15 fr Cart .... 16 fr. »

Frascator : la Syphilis, 1530 ; le Mal français, 1546, par M Alfred FOURNIER, traduction et commentaire. 1 vol in-12 de 210 pages 1870 . 2 fr. 50

www.ingramcontent.com/pod-product-compliance
Ingram Content Group UK Ltd.
Pitfield, Milton Keynes, MK11 3LW, UK
UKHW022341070726
13614UKWH00003B/1117